LIBERATI
DAI PENSIERI
OSSESSIVI
E DALLE
COMPULSIONI

Avvertenza
Le indicazioni terapeutiche proposte nel presente volume derivano da studi e verifiche improntati a criteri di rigore, ma non possono sostituirsi al parere di un medico competente. Ne consegue che l'autore e l'editore non si impegnano a garantirne l'efficacia, declinano ogni responsabilità e non risponderanno di fronte alla legge di eventuali danni a persone, cose o proprietà.
Altrettanto si dica per eventuali rimandi a contenuti pubblicati da terzi: i suddetti non si assumono alcuna responsabilità in merito, ma si limitano a segnalare l'esistenza di quelle risorse come esse si presentavano al momento della prima edizione del volume.

Titolo originale: *Zwänge und Zwangsgedanken loswerden*
by Klaus Bernhardt

Per l'edizione italiana:
traduzione di Anna Carbone

www.giunti.it

Via Bolognese 165 - 50139 Firenze - Italia
Via G.B. Pirelli 30 - 20124 Milano - Italia
Prima edizione: gennaio 2024

KLAUS BERNHARDT

LIBERATI DAI PENSIERI OSSESSIVI E DALLE COMPULSIONI

DEMETRA

Premessa

Avete mai visto *Ricomincio da capo*? È un classico, una commedia del 1993, uno dei miei film preferiti in assoluto. Bill Murray è Phil Connors, un egocentrico meteorologo televisivo bloccato in un loop temporale e costretto a rivivere sempre lo stesso giorno. Per uscire da questo inghippo le prova tutte, ma è inutile. Riuscirà finalmente solo modificando radicalmente il suo modo di vedere il mondo, e a quel punto non soltanto vivrà una vita migliore e più felice, ma conquisterà persino il cuore della sua affascinante collega Rita, interpretata da Andie MacDowell.

Anche i pazienti ossessivo-compulsivi ricominciano sempre da capo, solo che, a differenza di quanto avviene nel film, per queste persone a replicarsi all'infinito non è sempre lo stesso giorno, bensì determinati pensieri e azioni. E anche nel loro caso spesso è sufficiente cambiare il modo di vedere le cose per ottenere risultati straordinari e festeggiare addirittura l'*happy ending*. Nel caso dei Disturbi Ossessivo-Compulsivi (DOC) il lieto fine è una vita del tutto normale, priva di azioni compulsive e di pensieri ossessivi.

Da tempo ormai occorreva trovare un modo nuovo di affrontare le compulsioni e il loro trattamento: la situazione è difficile, e non soltanto come conseguenza della pandemia da Coronavirus. Secondo i dati diffusi dalla Deutsche Gesellschaft für Psychiatrie e Psychotherapie, Psychosomatik und Nervenheilkunde (DGPPN),[1] già nel 2015 i tedeschi affetti da un DOC erano due milioni e trecentomila circa, ma dalla comparsa del Covid-19 questo numero è drammaticamente aumentato e secondo uno studio della PFH,[2] un'università privata di Gottinga, si è ormai quintuplicato.

A peggiorare le cose c'è il fatto che, per offrire un valido aiuto ai pazienti affetti da questo disturbo, medici e terapeuti si trovano in parte costretti a mettere in discussione le norme igieniche in vigore. Se ancora pochi anni fa evitare scrupolosamente i contatti e disinfettare di frequente le mani erano un indizio chiaro di una compulsione o di un disturbo ossessivo-compulsivo della personalità, oggi questo comportamento è quasi scontato. Ormai agli ingressi dei pubblici esercizi sono affissi grossi cartelli che invitano con insistenza a fare esattamente questo.

Ma dove finisce un'igiene responsabile e dove inizia un DOC da prendere sul serio? A partire da dove cioè la compulsione a lavarsi, il disturbo da controllo, la fobia da contatto, il bisogno di riordinare o di ripetere un'azione si trasformano in qualcosa di più di un tic innocuo? E a partire da quando i pensieri che si ripresentano in continuazione devono essere curati? Se tracciare un confine non è mai stato facile, oggi sembra che fissare un limite valido sia più complicato che mai. Tuttavia come sempre esiste una regola generale:

---

[1] https://www.dgppn.de/presse/pressemitteilungen/pressemitteilungen-2015/leitlinie-zwangsstoerungen.html

[2] https://www.frontiersin.org/articles/10.3389/fpsyg.2021.640518/full

---

Quando un pensiero ossessivo o un'azione compulsiva mettono la persona a disagio o addirittura la spaventano è il momento di cercare aiuto senza ulteriori indugi.

Lo stesso vale per chi è costretto a soddisfare una certa compulsione per evitare di farsi prendere dall'ansia. In altre parole, quando per trovare una certa sicurezza e tranquillità, perlomeno a breve termine, l'unica soluzione è svolgere un'azione coatta.

In linea di massima si può dire che per debellare un DOC è indispensabile intervenire con tempestività. So che questo può sembrare un consiglio banale, ma è importante, perché in genere si esita a cercare aiuto. In media, infatti, prima di decidersi a consultare un medico o un terapeuta si lasciano passare sette anni e mezzo. Un lasso di tempo lunghissimo, durante il quale si soffre inutilmente per vergogna, per insicurezza o anche solo per la mancanza di un'offerta terapeutica. Eppure spesso i DOC sono facilmente risolvibili. I problemi duraturi insorgono quando si tarda a ricorrere a un intervento professionale, perché più si aspetta a trattare ossessioni e compulsioni, più queste mettono radici nel cervello a livello neuronale e di conseguenza si allungano i tempi di guarigione. Questo libro intende aiutarvi a raggiungere l'obiettivo in modo rapido, farvi da guida nell'attuale offerta terapeutica e illustrarvi nuovi e promettenti risultati della ricerca nel campo dei DOC. Inoltre propone tutta una serie di tecniche sperimentate e decisamente efficaci per risolvere da soli ossessioni e compulsioni.

Vi auguro di trovare la lettura divertente e magari anche folgorante, perché a volte è sufficiente un cambio di prospettiva per spianare la strada a una vita migliore e priva di ossessioni.

Cordialmente, Klaus Bernhardt

Capitolo 1

Rituali, tic e abitudini strane: amabili vezzi o già compulsioni patologiche?

Ognuno di noi ha i suoi rituali e le sue abitudini personali che ad altri possono sembrare singolari. Io, ad esempio, al mattino per il caffè devo usare sempre la stessa tazza. Oppure se c'è qualcosa che mi manda in bestia – il che per fortuna accade assai di rado – per ritrovare la calma devo andare a fare un giro di un'oretta buona con il nostro cane. Queste mie fisime non rappresentano ancora un fastidio per me o per chi mi sta intorno, anzi: il pelosetto di casa è ben contento di ogni passeggiata extra nel bosco, e probabilmente se fosse per lui dovrei arrabbiarmi molto più spesso.

Ma come capire se un certo comportamento non è altro che un amabile vezzo, un tic innocuo o magari già una compulsione patologica? Una cosa è certa: di tanto in tanto a tutti capita di essere un po' maniacali, è del tutto normale e non deve diventare motivo di preoccupazione. Se però il comportamento compulsivo è accompagnato da paure e ansie costanti, allora è il momento di intervenire. Lo stesso vale se i pensieri negativi cominciano a presentarsi sempre più di frequente o quando ci si sente costretti a ripetere più e più volte certe azioni.

A chi ha già una diagnosi di DOC dico: coraggio! Con i metodi che troverete in queste pagine molti come voi sono già riusciti a superare persino compulsioni ostinate. Ma questo libro è rivolto anche a tutti quelli in cui le compulsioni hanno appena fatto la loro comparsa. Sono infatti molto più numerose le persone che si trovano nella fase preliminare di un DOC che non quelle che soddisfano già i tre criteri di valutazione, elencati di seguito.

- ◊ Il comportamento compulsivo deve presentarsi quasi quotidianamente nell'arco di quattordici giorni.
- ◊ I pensieri che portano a un'azione compulsiva devono essere riconosciuti come propri.
- ◊ Compiere azioni compulsive costituisce un fastidio enorme, e tuttavia rinunciarvi è quasi impossibile.

Chi si riconosce in questi tre punti di solito ha alle spalle anni di battaglia disperata. Spesso la sua vita di tutti i giorni è segnata da rituali e comportamenti obbligati che gli richiedono enormi quantità di tempo, e quindi è regolarmente in ritardo proprio perché non riesce a muoversi prima di avere soddisfatto una determinata compulsione. Nella fase preliminare di un DOC, invece, di solito si è afflitti soltanto da pensieri ossessivi. Di norma queste fantasie fastidiose ruotano attorno a uno o più dei temi seguenti:

- ◊ Sporcizia e contaminazione.
- ◊ Ordine e caos.
- ◊ Religione e magia.
- ◊ Sessualità.
- ◊ Aggressione e violenza.

Un pensiero estremamente angoscioso e assai frequente, per esempio, è quello di poter fare del male a sé stessi o ad altri. In questo caso può essere di conforto sapere che in realtà questi pensieri assurdi non si traducono mai in pratica. Le azioni compulsive, infatti, non sono il lungo braccio dei pensieri ossessivi, tutt'altro: si tratta invece di una strategia subconscia per riconquistare il controllo sulla propria mente.

Un pensiero estremamente angoscioso e assai frequente, per esempio, è quello di poter fare del male a sé stessi o ad altri.

Le compulsioni, che siano a ripetere, a contare, a tenere sotto controllo o a lavarsi, favoriscono la riduzione dell'adrenalina, il neurotrasmettitore che viene rilasciato automaticamente in caso di pensieri ansiosi e nel giro di pochi secondi attiva la cosiddetta modalità *fight or flight* (combattere o fuggire), perciò per quanto siano fastidiose per chi ne è affetto lo aiutano a stare meglio e a ritrovare la tranquillità. Purtroppo, però, questa forma di autoterapia presenta anche un grosso svantaggio: per mantenere l'effetto calmante occorre aumentare costantemente la dose, finché a un certo punto le azioni compulsive finiscono per prendere tanto di quel tempo da influire pesantemente non soltanto sulla vita quotidiana, ma anche sulla salute, basti pensare alle mani screpolate e sanguinanti per l'eccesso di lavaggi e disinfezione.

Che l'eccesso di un prodotto di per sé buono possa trasformarsi nel suo opposto, del resto, è un fatto noto pure in medicina, anche se nella polifarmacia a garantire beneficio non sono azioni compulsive, bensì gocce e pasticche. Di solito se un farmaco viene assunto solo occasionalmente non è un problema né per il corpo né per la mente, ma quando si segue una terapia prolungata ad ampio raggio fanno la loro comparsa effetti secondari indesiderati e quindi aumenta il rischio che i danni superino i benefici. È il risultato cui è giunto uno studio del 2020 della rivista scientifica *Nature*,[3] che ha analizzato i dati sanitari di oltre tre milioni di pazienti. Soprattutto i soggetti più anziani che assumono continuativamente più di cinque farmaci diversi dovrebbero sottoporre a un medico l'elenco completo delle loro terapie. Non di rado emerge che l'insieme di preparati che si sono accumulati nel corso del tempo è causa di interazioni nocive. Perciò per questo controllo delle terapie consiglio di non rivolgersi al solito medico curante. In caso di dubbi, un professionista diverso non sarà costretto ad ammettere di avere trascurato qualcosa e saprà prescrivervi una terapia nuova con farmaci più compatibili tra loro.

Il momento giusto per intervenire

Se si trascina un DOC per troppo tempo le azioni compulsive aumenteranno fino a quando gli effetti nocivi supereranno quelli positivi. Ecco perché ritengo essenziale intervenire ancora prima che si arrivi a una diagnosi di DOC. Ma quando è il momento giusto? Come si fa a capire se siamo in una situazione ancora accettabile o se ci si è già incamminati sulla strada di un DOC?

Se si trascina un DOC per troppo tempo le azioni compulsive aumenteranno fino a quando gli effetti nocivi supereranno quelli positivi.

[3] https://www.nature.com/articles/s41598-020-75888-8

1.1 Qualche piccola compulsione è perfettamente normale

Chi non si è mai sorpreso a controllare una seconda o una terza volta di avere chiuso la porta di casa o l'automobile? E probabilmente tutti conoscono anche le occhiate ripetute alla sveglia o al ferro da stiro: ho davvero impostato la prima e staccato il secondo?

Chi è particolarmente stressato controlla gesti ormai ritualizzati molto più spesso del necessario, e questo di solito perché con la mente è già all'azione successiva prima di avere concluso quella in corso. È vero che il corpo, controllato dal subconscio, normalmente svolge il compito alla perfezione, ma la mente conscia non ha ancora avuto modo di registrarlo come *fatto*. La mente, infatti, era già altrove e non ha avuto il tempo di accorgersi che l'azione era già stata portata a termine.

Chi è particolarmente stressato controlla gesti ormai ritualizzati molto più spesso del necessario.

Tra parentesi, questo è anche uno dei motivi per cui tante persone si sentono infelici e sotto stress: chi con il pensiero è sempre uno o più passi avanti si comporta come chi cerca spasmodicamente di conquistare un premio e poi, quando riesce a vincerlo, si scorda di ritirarlo.

Il premio in ballo qui si chiama dopamina, l'ormone della felicità che ci ricompensa con sensazioni positive e che viene rilasciato dal nostro organismo quando concludiamo un compito che ci ha richiesto una programmazione o un certo impegno. Questo meccanismo, però, funziona soltanto se prendiamo nota e memorizziamo che abbiamo raggiunto il nostro obiettivo. Ecco un piccolo esempio.

Chi mi conosce bene sa che mi piace indossare camicie ben stirate. Tuttavia ogni tanto mi capita di dimenticare di portare in tintoria le camicie sporche. Perciò metto tutto in lavatrice e poi devo farmi forza per armarmi di ferro da stiro e appretto e provvedervi da solo.

So già che starete pensando: "Oh, santo cielo, *l'appretto*, ma quanto è antiquato e precisino quest'uomo!". Eppure dovete credermi, non soltanto l'appretto ha un ottimo profumo, ma facilita moltissimo la stiratura. Senza contare che nel mio caso è davvero indispensabile, perché in realtà io con il ferro non ci so fare granché, e d'altro canto non voglio scaricare questo fastidio a mia moglie. Dopotutto sono io quello che si è dimenticato di portare le camicie in tintoria. E quindi amen, mi tocca prendere il diavolo per le corna.

In genere nel giro di trenta minuti mi ritrovo con almeno tre o quattro camicie in condizioni più o meno accettabili, tanto che mi sento soddisfatto e addirittura un pizzico orgoglioso. Dopo avere riposto ferro e asse da stiro mi premio con un buon caffè: mi siedo sulla mia poltrona preferita con in mano la mia tazza preferita piena del suo contenuto fumante e me ne godo ogni singolo sorso.

Questo premio consapevole che mi concedo a fine lavoro ha addirittura anche un effetto collaterale pratico: a quel punto ho la massima certezza di avere staccato il ferro. Perché sia così ve lo spiego tra poco, ma prima vorrei che rispondeste a questa domanda: anche voi dopo un compito banale come l'avere stirato una camicia riuscite a godervi un analogo momento di felicità? Oppure prima ancora di avere portato a termine quello in corso siete già proiettati con la mente sul lavoro successivo? Credetemi, anche io ho dovuto sforzarmi di sviluppare questa capacità, ma ne vale la pena.

Una sensazione positiva aiuta a memorizzare i compiti svolti

Le attività quotidiane che richiedono un po' di programmazione o addirittura di impegno non vi procurano la minima sensazione di felicità? Il motivo è semplice: non avete concesso al vostro cervello il permesso di aprire l'interruttore della dopamina. Questo "permesso di essere felici" è legato all'accuratezza, e nel mio caso funziona così: non appena ho finito di stirare l'ultima camicia, l'appendo nell'armadio in maniera molto consapevole, addirittura quasi solenne. Poi mi prendo un momento di tempo e lascio scorrere felice lo sguardo sulle tre o quattro camicie stirate. E – cosa altrettanto importante – mi concedo un sorriso soddisfatto. Avete presente? Il sorriso è quella sensazione strana quando gli angoli della bocca chiusa si incurvano verso l'alto e rimangono così per un po'. Anche le rughe di espressione devono farsi più spiccate, altrimenti non è un sorriso autentico. In questo modo la mia muscolatura facciale segnala al cervello che sono contento e pronto per il rilascio di dopamina. I veri professionisti della felicità, poi, visualizzerebbero anche i giorni successivi, quando aprendo l'armadio constateranno con gioia e riconoscenza che rimangono ancora un paio di camicie stirate. Ma attenzione: in quanto professionisti della felicità, loro NON pianificano già la delusione che proveranno prendendo dall'armadio l'ultima camicia stirata pensando: "Uffa, adesso mi tocca stirare un'altra volta!". Questo lasciatelo fare a chi ha proprio voglia di deprimersi. E se per caso prima di dedicarvi al vostro meritatissimo caffè fumante fate un bel respiro per assimilare consapevolmente e gustare il buon profumo della biancheria inamidata, nella vostra mente accade qualcosa di straordinario: già mentre staccate soddisfatti la spina del ferro e lo mettete via insieme con l'asse da stiro il vostro corpo rilascia tanta di quella dopamina che l'informazione "stiratura completata, ferro staccato, pronto per la ricompensa" mette già radici nel cervello. Alla fine del lavoro invece di insoddisfazione e incertezza ricavate soddisfazione, orgoglio, una bella bevanda calda e naturalmente anche la certezza che il ferro è staccato. E tutto questo soltanto perché grazie a un piccolo rituale di accuratezza avete rilasciato nel vostro organismo un quantitativo di dopamina sufficiente a fissare determinate informazioni e sensazioni positive che potrete richiamare in qualunque momento.

Questo processo, però, funziona anche al contrario. Dagli studi sul cervello sappiamo che ogni informazione che fissiamo nella mente accompagnandola con emozioni forti crea connessioni neurali particolarmente stabili. Ciò vale per le sensazioni positive come per quelle negative, ed è anche una delle ragioni per cui i pensieri ossessivi diventano poco controllabili così in fretta.

> Ogni informazione che fissiamo nella mente accompagnandola con emozioni forti crea connessioni neurali particolarmente stabili.

Fonti di dopamina buone e cattive

Il modo più facile per spingere il cervello a produrre più dopamina è quello di anticipare le sensazioni di felicità, ma lo stesso neurotrasmettitore viene rilasciato anche quando svolgiamo un compito che ha richiesto pianificazione o impegno, o quando cediamo a un impulso o addirittura a una compulsione interiore: sono tutti casi in cui la dopamina procura sensazioni piacevoli.

Le prime due possibilità amo definirle fonti di dopamina buona, le altre due invece sono fonti cattive, perché in questo caso il premio per le belle sensazioni è pagato successivamente, e a un prezzo più alto.

La dopamina rilasciata senza pregustare una qualche soddisfazione o senza avere prima effettuato una prestazione, infatti, non soltanto crea dipendenza, ma archivia a livello neurale sensazioni diverse. Al posto del rilassamento iniziale fissa soprattutto le emozioni successive come tensione e insoddisfazione, una dinamica negativa ben nota non soltanto da chi è affetto da DOC, ma anche da chi soffre di dipendenza da cellulare o da pornografia.

In realtà voleva dare soltanto una rapida occhiata al cellulare o a un certo sito, procurarsi un po' di distrazione e di sensazioni gradevoli prima di rituffarsi nei doveri. Invece senza rendersene conto passano trenta o addirittura sessanta minuti e la montagna di lavoro che lo aspetta non è diminuita di un millimetro. Il senso di frustrazione che ne deriva non è altro che una piccola astinenza da dopamina.

Per impedire a compulsioni e dipendenze di dilagare in maniera incontrollata è importante imparare a secernere dopamina in modo diverso, e il sistema migliore è combinare un'attività che richieda pianificazione e impegno con il godimento CONSAPEVOLE della ricompensa relativa.

Inoltre bisogna saper apprezzare l'esito del proprio lavoro e prestarvi la giusta attenzione. Soltanto così la dopamina si insedierà positivamente a livello neurale aiutandovi a superare le vostre compulsioni. Ma attenzione: la ricompensa da concedersi non deve essere né l'esecuzione di un'azione compulsiva né la visita di un sito porno o lo

Bisogna saper apprezzare l'esito del proprio lavoro e prestarvi la giusta attenzione.

scrollare del cellulare. La cosa migliore è stilare in anticipo un elenco di attività che fanno sentire davvero bene e alle quali di solito si dedica troppo poco tempo. Soltanto così il rilascio di dopamina verrà nuovamente collegato a livello neurale ad attività salutari, e compulsioni e dipendenze diventeranno un brutto ricordo. Un aiuto per capire quali possono essere queste ricompense migliori si trova al paragrafo 6.4.

1.2 I pensieri ossessivi: cosa c'è dietro davvero?

Chi soffre di ossessioni non è matto, tutt'altro: la sua mente opera in maniera inappuntabile e riconosce all'istante quanto siano assurdi e fastidiosi alcuni dei pensieri strani che fanno automaticamente capolino nella sua testa. In genere inizialmente si presentano in maniera isolata, ma se nel riconoscerli il soggetto si spaventa o addirittura rimane disgustato, tornano a presentarsi con sempre maggiore frequenza e intensità. Ma perché?

Il cervello umano non sa pensare per negazioni

Le negazioni sono parole come NON, NESSUNO, SENZA o LIBERO DA. Per NON pensare a qualcosa – per esempio se arriveremmo davvero a fare del male a una persona cara – dobbiamo prima di tutto immaginare brevemente quell'azione orrenda in modo che il cervello possa elaborare tale informazione. Soltanto allora potremo dire a noi stessi: io una cosa del genere non la farò mai e poi mai! E invece è proprio così che diamo il via libera a quel pensiero e che la prospettiva orribile si rinforza nella nostra mente.

Oggi sappiamo che ogni pensiero che scatena emozioni forti viene elaborato prima di tutto nel cervello. Sentimenti come gioia, amore, paura, vergogna, odio o disgusto agiscono da amplificatori fissando in profondità le esperienze e i pensieri relativi nelle nostre cellule grigie, il che ci permette di attingere più rapidamente a determinate informazioni.

È una cosa del tutto comprensibile: nel corso dell'evoluzione, infatti, il nostro cervello ha imparato che di solito le emozioni forti sono associate a pensieri ed esperienze vitali.

Purtroppo nel caso dei pensieri ossessivi questo meccanismo risulta poco pratico, dal momento che anche i pensieri indesiderati si fissano stabilmente, ma soltanto se sono associati a una forte preoccupazione. Pensieri orrendi isolati si trasformano in pensieri ossessivi solo quando entrano in gioco emozioni forti.

Nel corso dell'evoluzione il nostro cervello ha imparato che di solito le emozioni forti sono associate a pensieri ed esperienze vitali.

1.3 Ogni tanto tutti abbiamo pensieri inquietanti

Lo sapevate che di tanto in tanto tutti siamo assaliti da pensieri inquietanti? Per esempio immaginiamo di scagliare di proposito un piatto prezioso per terra o di andare a sbattere con la macchina contro un albero. Anche l'idea di fare del male o addirittura uccidere qualcuno è molto diffusa, sebbene niente di tutto questo sia anche solo lontanamente compatibile con la propria concezione di morale.

Tutti hanno esperienza di pensieri del genere, anche se quasi nessuno osa parlarne.

Ora la cosa interessante è chiedersi: se capita a tutti di avere pensieri ossessivi, perché soltanto il 2-3% delle persone sviluppa un DOC? Ma la domanda si fa ancora più intrigante se la si formula in maniera un po' differente:

Cosa fa di diverso l'altro 97% di persone che di tanto in tanto ha pensieri profondamente inquietanti senza però sviluppare un DOC?

Le risposte possono essere molteplici, ma la più evidente è la seguente: questo 97% si limita ad accantonare tali pensieri come assurdità e non ci pensa più. Invece il restante 2-3% si sforza in tutti i modi di evitare che questi pensieri si ripresentino. Dato però che, come abbiamo già detto, il cervello non è capace di pensare per negazioni, è chiaro dove questi sforzi giungeranno.

Ma in quale misura questa consapevolezza può aiutare chi è già prigioniero del circolo vizioso di ripetuti pensieri ossessivi? Lasciate che vi sorprenda: che ci crediate o no, anche a questo punto la nostra influenza sui processi automatizzati del cervello è molto più grande di quanto non immaginiamo.

1.4 Il nostro cervello ama l'assurdo

Vi siete mai domandati in che modo funziona esattamente il meccanismo di apprendimento nel cervello?

Perché dobbiamo ripetere decine e decine di volte vocaboli e formule matematiche e finiamo comunque per dimenticarli, mentre sembra che altre informazioni si fissino nella memoria senza sforzo?

È semplicissimo: il nostro cervello ama l'assurdo. Più qualcosa che ci capita è strampalato, più mette radici a livello neurale. È per questo che anche gli espedienti mnemonici e le tecniche di memorizzazione funzionano così bene. Basta collegare un fat-

Più qualcosa che ci capita è strampalato, più mette radici a livello neurale.

to noioso a una storia stramba o divertente e il cervello mette a disposizione un gran numero di connessioni neurali per archiviare le informazioni in modo sicuro.

Peccato però che questo bel trucchetto funzioni altrettanto bene con i pensieri ossessivi, visto che in genere anch'essi sono piuttosto strani. E così, voilà, ecco che pensare e ripensare alla stessa stupidaggine ci riesce facilissimo.

Caso di studio, parte 1

Un pensiero ossessivo molto diffuso di cui ci hanno parlato anche molti dei nostri pazienti è quello di poter fare qualcosa di orribile ai propri figli. Una giovane mamma mi riferì di una situazione in cui era in cucina impegnata a tagliare la verdura con un grosso coltello. Il suo bambino di tre anni, seduto per terra accanto a lei, giocava tranquillo con le costruzioni. Improvvisamente, per la frazione di un secondo, nella mente della donna è affiorata l'immagine di lei che si avventava sul piccolo con il coltello. Scioccata lo aveva subito messo via, si era seduta per terra vicino al bimbo e lo aveva tenuto stretto a lungo prima di riuscire a tranquillizzarsi.

Forse adesso penserete a qualche titolone apparso sui giornali. Non è forse vero che ogni tanto si legge di un genitore che ha ucciso il figlio e poi si è suicidato? Di solito con l'aggiunta che quella sembrava una persona tanto tranquilla e innocua, che nessuno dei suoi conoscenti avrebbe mai immaginato che potesse fare una cosa del genere. Invece quello che probabilmente in quegli articoli non leggerete mai è che l'autore o l'autrice di quel gesto efferato soffriva di pensieri ossessivi o di impulsi compulsivi. Il motivo è semplicissimo: i DOC sembrano essere una vera e propria protezione contro la messa in atto di queste fantasie inquietanti.

1.5 I pensieri ossessivi sono spaventosamente normali

Ma perché il nostro cervello ci ripropone di continuo pensieri così spaventosi e del tutto estranei al nostro sistema di valori? La risposta è banale: perché può farlo, e a volte molto semplicemente ne ha bisogno. Così come senza luce non esiste l'ombra, anche valori come la morale, il comportamento corretto o le buone maniere esistono soltanto se è presente il loro opposto. Come si può bene immaginare, la maggior parte delle persone sceglie consapevolmente di tenere questi lati oscuri il più lontano possibile dalla propria vita, ma è evidente che questa decisione ha delle conseguenze. Indica al cervello la direzione, definisce ciò che è giusto e ciò che è sbagliato e mette in guardia da possibili pericoli. Questi pericoli, però, non sono universali. Davanti a un'arma di grosso calibro chi pratica il tiro a segno a livello sportivo andrà in estasi, mentre molto probabilmente la mamma del nostro esempio reagirà con paura e panico.

Se tra i compiti del nostro cervello rientra quello di proteggerci il più possibile da tutto ciò che inquadriamo come minaccioso, è importante che sappia riconoscere in fretta e a colpo sicuro eventuali pericoli. E come ogni brava guardia del corpo, di tanto in tanto ha bisogno di fare un po' di addestramento. Per fortuna ciò non significa che debba metterci in pericolo di proposito. Al nostro cervello è sufficiente immaginare per un attimo qualche esempio, e questo soprattutto nei momenti in cui non siamo troppo impegnati a livello mentale, perciò approfitta della situazione mentre svolgiamo un noioso lavoro domestico e simula una qualche scena estrema. Tuttavia il nostro corpo reagisce all'istante anche ai pericoli immaginari, e nel giro di millisecondi il rilascio di adrenalina fa scattare la modalità di combattimento o fuga, il che di solito significa: controllo di sistema superato, si può tornare ai lavori domestici. A meno che a questo piccolo addestramento non si attribuisca più significato del dovuto.

È così che a questo punto chi dubita della propria integrità morale e si lambicca il cervello cercando di capire da che cosa possano derivare questi pensieri così inquietanti rischia di mettere in moto una dinamica interiore negativa, per cui singoli test del cervello possono in effetti tramutarsi in ripetuti pensieri ossessivi. Per non rimanervi esposti senza difesa alcuna molti finiscono per rifugiarsi nelle compulsioni, sperando che tenersi così occupati costringa questi pensieri a ridurre nuovamente quella loro strana dinamica interna.

1.6 Le azioni compulsive: buona l'idea, male la messa in pratica

I pazienti ossessivo-compulsivi hanno paura dei propri pensieri. Temono di perdere il controllo e di arrivare al punto di mettere in atto ciò che passa loro per la testa. Ma vi do una buona notizia: non succede. Da quando al nostro studio lavoriamo con pazienti affetti da DOC non ci è capitato neppure un singolo caso in cui sia accaduto. Proprio il fatto che questi soggetti abbiano tanta paura dei loro pensieri inquietanti dimostra che la loro bussola morale è perfettamente a posto. Non sono matti e neppure socialmente pericolosi. Anzi, fanno tutto quello che è in loro potere per proteggere gli altri. Ed è proprio qui che entrano in gioco le azioni compulsive. Per riprendere il controllo sui propri pensieri molti di loro si distraggono d'istinto con azioni compulsive secondo la regola sottintesa per cui:

I pazienti ossessivo-compulsivi hanno paura dei propri pensieri.

Un cervello impegnato in attività innocue non può fare sciocchezze.

E in effetti un'attività come contare, riordinare, lavare, ripetere o collezionare tiene così impegnate le cellule grigie che per un po' il soggetto smette di sviluppare pensieri ossessivi. Purtroppo, però, si instaura in fretta una specie di "assuefazione", per cui per mantenere l'effetto tranquillizzante occorre continuare a contare, riordinare o lavarsi. L'idea sarebbe buona, ma in pratica non funziona, perché nel tempo i pensieri ossessivi si possono tenere a bada soltanto lasciando sempre più spazio ad altre compulsioni.

Questa forma istintiva di autoterapia è un ottimo esempio del detto "il rimedio è peggiore del male". Però ci sono anche buone notizie. Se i pensieri ossessivi sono per voi un problema recente e le azioni compulsive non rientrano ancora nella vostra routine quotidiana, potete liberarvene, spesso straordinariamente in fretta, con un paio di tecniche adatte. Una di queste vi attende già al prossimo capitolo.

Ma c'è speranza anche per tutti coloro la cui quotidianità è già segnata da tempo da compulsioni e pensieri ossessivi, perché anche per loro ci sono modi per ritrovare passo dopo passo una vita tranquilla. Nel vostro caso, però, dovrete pianificare perlomeno un paio di mesi in cui rimettere in riga il cervello con uno speciale training mentale. Le compulsioni, come la maggior parte delle paure, sono un comportamento appreso inconsciamente, ma per fortuna tutto quello che si è imparato si può anche disimparare, basta conoscere i metodi giusti. Che sono precisamente ciò di cui si occupa questo libro. Perciò continuate a leggere, perché vi prometto che ne varrà la pena!

Capitolo 2

Pronto soccorso per i pensieri ossessivi

Per fortuna la giovane mamma che aveva paura di fare del male al suo bambino con il coltello ha cercato subito un aiuto professionale. I pensieri ossessivi di questo tipo si ripresentavano già più volte alla settimana, ma non aveva ancora cercato di neutralizzarli con qualche azione compulsiva.

Neutralizzare, tra parentesi, è il termine tecnico che si usa quando il soggetto cerca di riprendere il controllo sui pensieri ossessivi facendo ricorso ad azioni compulsive. Se questa neutralizzazione non avviene tramite azioni ma soltanto a livello mentale, vale a dire se ci si sforza di pensare consciamente a qualcos'altro, si parla allora di "compulsioni nascoste", un'espressione che però io trovo un po' infelice, in quanto implica che i pensieri "migliori" con cui si combattono le ossessioni abbiano sempre qualcosa di compulsivo.

Questo è vero, ma soltanto in parte. Infatti esistono anche "contropensieri" che non hanno niente di compulsivo e hanno il potenziale di fermare i pensieri ossessivi in fretta e, con un po' di pratica, persino in maniera definitiva.

Caso di studio, parte 2

Non dimenticherò mai quanto era sollevata la giovane mamma al nostro secondo incontro. Mi spiegò che si era trovata benissimo con la tecnica per fermare i pensieri ossessivi che avevamo provato insieme. Allo stesso tempo, però, ammise anche che prima di utilizzarla in casa da sola era alquanto scettica. In fin dei conti non aveva mai sentito parlare di un metodo terapeutico così strampalato. Che cos'era accaduto? Avevo spiegato a quella giovane donna che il nostro cervello non sa pensare per negazioni e che inoltre ama le situazioni assurde. Quando siamo spaventati da fantasie violente e bizzarre, il modo più rapido per bloccarle è contrastarle con fantasie ancora più strambe. Ma non preoccupatevi: strambo non è sinonimo di spaventoso. Il nostro aiutante più valido nella lotta contro il disturbo ossessivo-compulsivo, infatti, non è la paura, bensì l'umorismo. Ed effettivamente si sa che anche questo può essere piuttosto strambo. Perciò a quella giovane donna dissi:
«Se il suo cervello è in grado di immaginare che lei si avventi su suo figlio armata di coltello, allora è in grado di immaginare anche che qualcuno abbia installato un enorme elettromagnete nel soffitto della sua cucina. Una calamita talmente potente da riuscire a sollevare persino un'automobile. La prossima volta che le si ripresenterà un pensiero ossessivo minaccioso, questo magnete interverrà automaticamente e piano piano tutti i coltelli presenti nella sua cucina si solleveranno e fluttueranno per aria a un metro di altezza. Poi, poco sotto il soffitto, la velocità aumenterà finché – ZAC! – le lame affonderanno nel soffitto fino al manico. E a quel punto saranno conficcate così saldamente che per estrarle occorreranno una tenaglia molto grande e parecchia forza. Il che significa che volente o nolente lei dovrà comprare un nuovo set di coltelli, e sarà meglio che ne faccia scorta. Perché ogni volta che ricomparirà il pensiero ossessivo – ZAC! – tutti i coltelli spariran-

no di nuovo. Probabilmente già dopo pochi giorni nel soffitto della sua cucina vedrà centinaia di coltelli conficcati nell'intonaco fino al manico. Voglio proprio vedere come spiegherà quel mare di manici ai suoi ospiti. Le do un consiglio: dica che è un'installazione artistica».

2.1 Colpire le ossessioni con le armi che si hanno a disposizione

Sono sicuro che adesso qualcuno penserà: "Ma com'è possibile liberarsi dei pensieri ossessivi con un'idiozia simile?". Perciò consentitemi di chiedervi a mia volta: il pensiero che una madre amorevole possa aggredire suo figlio non è anche quello un'idiozia? Certo che sì, perché pensieri ossessivi come questo non vengono mai messi in pratica, eppure scatenano emozioni intense come paura e disperazione. Purtroppo ciò fa sì che il pensiero metta radici a livello neurale nel cervello, al punto che prima o poi si instaurerà una dinamica interiore sgradevole per cui il soggetto riuscirà a trovare un po' di pace soltanto grazie alle azioni compulsive.

Quindi perché non si dovrebbero sfruttare positivamente questi processi di archiviazione specifici del cervello per combattere i pensieri ossessivi con le loro stesse armi? In fin dei conti, dagli studi sul cervello sappiamo che TUTTO si fissa in fretta e stabilmente nella nostra memoria, purché sia sufficientemente assurdo o carico di emozioni. Perciò qui si tratta di utilizzare in modo mirato fantasie migliori che sono così

Sappiamo che TUTTO si fissa in fretta e stabilmente nella nostra memoria, purché sia sufficientemente assurdo o carico di emozioni.

bizzarre da imprimersi subito nella mente, ma d'altro canto sono talmente irreali che il cervello non vi riconosce una minaccia plausibile. In sostanza si può dire che più una "controfantasia" è stramba e buffa, maggiore è il suo potenziale di sovrascriversi sui pensieri ossessivi originali.

Come credete che si viva più facilmente? Con il pensiero permanente di poter fare del male a qualcuno e addirittura ucciderlo o con il pensiero che al soffitto della cucina sia fissata un'installazione artistica un po' folle? E di quale di queste due visioni dopo un paio di giorni o al massimo di settimane il cervello si libererà più facilmente per tornare al suo "stato normale"? Di quella esistenzialmente minacciosa o di quella divertente?

La giovane mamma del nostro esempio conosce già la risposta a tutte queste domande. La sua personalissima prova generale si era tenuta già il giorno stesso della nostra prima seduta. Era in cucina e stava preparando la cena quando lo sguardo le era caduto sul ceppo di coltelli. Subito era emersa l'immagine minacciosa con suo figlio nel ruolo del protagonista, ma questa volta non era durata più di una frazione di secondo. Il magnete altrettanto immaginario si era attivato all'istante e a poco a poco nella sua fantasia tutti i coltelli si erano sollevati dal ceppo per fluttuare lentamente nell'aria e andare poi ad affondare fino al manico nel soffitto della stanza. Quando si era resa conto che poteva richiamare quell'immagine assurda anche senza il mio intervento era scoppiata a ridere, tanto più che il suo cervello aveva subito abbellito ulteriormente la sua fantasia. Infatti la donna non soltanto aveva visto i primi sei coltelli conficcati saldamente nel soffitto, ma anche suo figlio, che guardava stupito verso l'alto ed era scoppiato a sua volta in una grassa risata: «Ancora, mamma, fallo ancora, è divertente!».

Nel giro di pochi giorni i pensieri ossessivi erano spariti e anche la controfantasia si era ripresentata sempre più di rado, finché dopo quattro settimane circa era cessata del tutto. Dal momento che la donna aveva anche affiancato a questa "neuroprogrammazione" del cervello il metodo delle dieci frasi di cui parleremo più avanti, le erano bastate tre sedute in tutto per liberarsi definitivamente dei pensieri ossessivi che non si sono mai più ripresentati.

2.2 Il coraggio di ridere di sé

Potrà sembrare un po' strano, ma medici e terapeuti potrebbero aiutare pazienti affetti da DOC molto più in fretta se di tanto in tanto avessero il coraggio di ridere di sé. Durante la nostra prima seduta, infatti, non avevo catapultato mentalmente i coltelli verso il soffitto una volta soltanto, ma lo avevo ripetuto una dozzina di volte, aggiungendo dettagli sempre più bizzarri, per cui avevamo riso per quasi tutto il tempo. In questo modo mi ero assicurato che quella scena nuova e più salutare mettesse profondamente radici nel cervello della mia paziente. Sono quasi certo che alla fine la donna abbia pensato: "Quello lì deve avere qualche rotella fuori posto", ma per me non era un problema, perché grazie alla mia esperienza con numerosi pazienti affetti da DOC sapevo già che cosa l'aspettava a casa non appena fosse emerso il primo pensiero ossessivo.

Il cervello segue regole precise anche nel caso delle compulsioni

Vi ricordate quando vi ho detto che non si può pensare per negazioni? Ecco, adesso ne avete avuto la prova. Se avete letto con attenzione le ultime due o tre pagine, ormai volenti o nolenti anche voi dovreste immaginare tutti i coltelli conficcati nel soffitto, altrimenti non sareste riusciti a elaborare questo concetto.

E forse anche voi avete riso come la giovane mamma quando le parlai per la prima volta di questa "controfantasia". Ammetto che era una scena strampalata, ma era proprio necessario che lo fosse per potersi insediare il più celermente possibile a livello neurale nel cervello della paziente. E quando ciò avviene, il soggetto può sostituire scene minacciose con altre assurde anche senza un aiuto terapeutico.

Da notare che chi riesce a intervenire in tempo per influire positivamente sui propri pensieri di solito si risparmia anche le azioni compulsive.

2.3 L'umorismo vince sul pericolo

Per un cervello che per qualsiasi ragione si è abituato a sviluppare pensieri ossessivi il modo in cui elabora la sua fantasia sfrenata non ha importanza, quello che conta è che le immagini scatenino emozioni forti. Che si tratti di paura o umorismo, invece, lo può decidere con un po' di esercizio. Lo so, adesso qualcuno particolarmente critico potrebbe obiettare che questo modo di procedere non prende sul serio la malattia. È vero, e del resto, perché dovrebbe farlo? Ormai i DOC sono stati approfonditi a sufficienza e oggi sappiamo con certezza che di norma i soggetti che ne soffrono non mettono in pratica le loro ossessioni minacciose, perciò prendere sul serio questo tipo di pensieri non fa che espandere la malattia. Invece offrendo al cervello qualcosa di meglio su cui soffermarsi si possono prendere due piccioni con una fava.

Chi riesce a intervenire in tempo per influire positivamente sui propri pensieri di solito si risparmia anche le azioni compulsive.

Da una parte sostituire i pensieri ossessivi minacciosi con fantasie assurde ma innocue è molto più facile che non concentrarsi su pensieri neutri, dall'altra è più difficile che i nuovi pensieri bizzarri si annidino nel cervello in maniera permanente, dal momento che più la fantasia è astrusa, più il soggetto la inquadra come irrealistica e quindi inoffensiva.

Un ulteriore vantaggio di questo metodo è che l'umorismo bislacco rappresenta per il cervello un impulso forte quanto il pericolo, ma con la differenza che quest'ultimo impegna la nostra attenzione assai più a lungo. Una minaccia, infatti, ci tiene occupati finché non abbiamo la certezza che sia superata, invece un'assurdità divertente cattura la nostra attenzione soltanto per poco tempo, perché è evidente che non rappresenta un pericolo reale. Il cervello, però, ha comunque ricevuto l'impulso necessario per scacciare sempre di più i pensieri ossessivi, ed è proprio questo che conta.

2.4 Psicoterapia con l'ABS

Il metodo che avete appena scoperto l'ho chiamato ABS, una sigla che non sta per *Anti-lock Braking System*, il sistema antibloccaggio, bensì per *Absurd Brain-based Storytelling*, vale a dire il racconto terapeutico di storie assurde al cervello. Il punto è arrivare in profondità nel subconscio del paziente con storie il più possibile paradossali, ma pur sempre inerenti al tema, in modo da eliminare completamente i pensieri ossessivi.

L'idea alla base dell'ABS, del resto, non è poi così nuova; già famosi pionieri della psicoterapia moderna come lo psichiatra Viktor Frankl o lo psicologo Paul Watzlawick hanno conseguito enormi successi terapeutici con la loro "intenzione paradossale".

Anzi, a questo proposito è quasi sorprendente che questo metodo non venga utilizzato più spesso in caso di compulsioni e paure patologiche, tanto più che l'intenzione paradossale è superiore ad altre tecniche terapeutiche in due punti sostanziali. Da un lato nei casi difficili ha efficacia maggiore, e dall'altro il successo terapeutico risulta più duraturo, un dato che è stato confermato al di là di ogni possibile dubbio in una metanalisi di un totale di dodici studi sull'intenzione paradossale.[4]

2.5 Compulsioni e paure: due facce della stessa medaglia

I pazienti ansiosi e quelli ossessivo-compulsivi hanno qualcosa in comune: sotto stress entrambi secernono grandi quantità di adrenalina, il neurotrasmettitore che ci fa entrare all'istante nella modalità di combattimento o di fuga. Se però di norma gli ansiosi scelgono la fuga, i compulsivi si preparano quasi sempre a lottare. Mentre i primi si rifugiano nell'evitamento, i secondi le provano letteralmente tutte per riprendere in qualche modo il controllo dei pensieri ossessivi.

Tuttavia anche negli ossessivo-compulsivi la forza trainante è la paura. La paura della malattia, della morte, della perdita di controllo, del disordine o di un comportamento immorale li spinge a tentare qualcosa contro la minaccia percepita, incuranti dell'insensatezza delle loro azioni. Ed è proprio questo a distinguerli da chi soffre di un disturbo d'ansia: mentre questi ultimi tendenzialmente diventano sempre più passivi, gli ossessivo-compulsivi al contrario sono spesso talmente attivi che cercano addirittura di reprimere i loro pensieri ossessivi con azioni compulsive. E altrettanto diversi sono i pensieri – vale a dire i dialoghi interiori – che i soggetti sviluppano in situazioni di stress, come si vede nel testo che segue.

[4] https://psycnet.apa.org/record/1987-16313-001

Pensieri di un ansioso

◊ Non posso fare niente.
◊ Qualunque cosa faccia andrà male.
◊ Qualunque cosa faccia non posso impedirlo.

Pensieri di un compulsivo

◊ Devo fare qualcosa.
◊ Se adesso non faccio niente andrà tutto male.
◊ Sono il solo che può e deve impedirlo.

Le due tipologie di pazienti, però, hanno anche qualcosa in comune. Tanto gli ossessivo-compulsivi quanto gli ansiosi commettono enormi errori logici. Risolverli nel corso di un colloquio terapeutico al punto da far scattare un interruttore nella loro testa è una grossa sfida, ma al tempo stesso anche un enorme divertimento se lo si fa con l'ABS.

Caso di studio: la paziente ansiosa

Dopo un fatto spiacevole una mia paziente aveva il terrore di prendere l'ascensore. Un giorno nel grattacielo in cui lavorava l'ascensore si era guastato e lei era rimasta prigioniera per novanta minuti nella piccola cabina con una collega finché un tecnico non era riuscito a rimetterlo in moto. Durante la nostra prima seduta mi raccontò che probabilmente sarebbe stata molto più tranquilla se non fosse rimasta bloccata proprio con la signora W., che in ufficio era nota per spettegolare su tutto e tutti non appena gliene si offriva l'occasione. Fino a quel momento la mia paziente era sempre riuscita a evitare quel fiume di parole, ma quella volta era rimasta letteralmente in trappola. Più cercava di astrarsi, più il sangue cominciava a pulsarle negli orecchi fino a quando le si era scatenato il primo attacco di panico della sua vita. Il fatto che proprio quella collega fosse testimone dell'accaduto non facilitava per niente la situazione, perché com'era prevedibile in seguito anche quell'incidente alimentò abbondantemente ulteriori chiacchiere.

Nelle settimane successive a quell'episodio la mia paziente aveva continuato a prendere l'ascensore, ma con un sempre maggiore nodo allo stomaco. Più si sforzava di non ripensare all'accaduto, più i ricordi la incalzavano. Perciò aveva cominciato a salire sempre più spesso le scale fino al sesto piano. A chi gliene chiedeva il motivo rispondeva che voleva perdere qualche chilo. In realtà, invece, quello era un evitamento tipico di chi soffre di disturbo d'ansia, che la portò a prendere l'ascensore soltanto quando era proprio inevitabile. E in quelle rare occasioni era talmente spaventata che non di rado finiva per rimanere vittima di un nuovo attacco di panico.

Caso di studio: il paziente ossessivo-compulsivo

Anche nel caso di un altro mio paziente era un ascensore ad avere un ruolo di primo piano. Una sera quel ragazzo aveva sperimentato una combinazione di alcol e droghe e aveva finito per addormentarsi davanti al televisore acceso. Quando poco dopo si era svegliato di soprassalto, sullo schermo c'era un film d'azione. La prima cosa che percepì consciamente fu una scena in cui gli occupanti di un ascensore stavano precipitando andando incontro a morte certa dopo che il cavo di acciaio si era spezzato per una serie di esplosioni.

Purtroppo il mio paziente abitava al decimo piano. Fino a quel momento la cosa non aveva mai rappresentato un problema, ma quando l'indomani entrò in ascensore per andare al lavoro, nella sua mente conscia era affiorata di nuovo la scena della notte precedente, con la differenza che nel suo film mentale adesso il protagonista della caduta era lui. Comprensibilmente il ragazzo era turbato da quei pensieri, perciò cercò di distrarsi. Nella cabina c'erano pulsanti numerati per tutti i dieci piani e lui si concentrò a contarli man mano che durante la discesa si illuminavano uno dopo l'altro. Quella concentrazione sui numeri sembrò funzionare bene, perciò prese a utilizzare il trucchetto ogni volta che la brutta fantasia tornava ad affiorare nella mente.

Il ragazzo lasciò passare sei anni prima di cercare un aiuto terapeutico. Nel frattempo la sua compulsione si era dilatata al punto che ormai in ogni situazione stressante era costretto a mettersi a contare. Bastava che una minima inezia si discostasse dal previsto ed ecco che gradini, piastrelle, motivi ripetuti in un tappeto, ogni cosa andava contata. Pur essendo consapevole dell'insensatezza di quel comportamento, se voleva ritrovare un minimo di tranquillità doveva comunque cedere a quella compulsione.

In ascensore con George Clooney

Nel caso della paziente ansiosa la terapia fu straordinariamente semplice. Per prima cosa verificai con lei quali dialoghi e immagini interiori si nascondessero dietro il suo disturbo, e scoprimmo che il tentativo di arginare il fiume di parole della collega era stato la causa scatenante, e che il pensiero ripetuto che aveva finito per trasformare un singolo attacco di panico in un disturbo d'ansia con continui accessi di paura era in realtà un altro.

Adesso davanti al suo occhio interiore si ripresentava regolarmente una scena in cui rimaneva ancora bloccata in ascensore, e questa volta soffocava. Non appena ebbi chiarito questo, cominciai prima di tutto con una classica intenzione paradossale e con una certa sfumatura ironica nella voce dissi:

«Ha ragione, è davvero un pericolo del tutto realistico. In fin dei conti è risaputo da anni che gli ascensori sono stati concepiti per essere del tutto ermetici. Non si può nemmeno immaginare che cosa potrebbe succedere se anche solo una piccola fessura lasciasse passare l'aria».

La mia paziente mi guardò perplessa e obiettò: «Mi sta prendendo in giro, vero?».

Era esattamente la risposta che speravo di ottenere, perché adesso potevo passare con grande soddisfazione all'ABS.

«No, no, non la sto prendendo in giro, assolutamente. Non lo sapeva che ormai la maggior parte delle ditte produttrici di ascensori sono nelle mani della mafia? Oggigiorno non si usa più sbarazzarsi dei rivali sgraditi buttandoli in un fiume con un blocco di cemento ai piedi. Ora si risolve tutto in modo molto più elegante con gli ascensori. Ci sono ormai telecamere dappertutto, per cui si può tenere d'occhio chi, quando e con chi è salito in ascensore, e al momento giusto basta simulare un semplice guasto tecnico ed ecco che la vittima muore soffocata mentre la si osserva con proprio agio. Geniale, non trova?»

A metà tra lo stizzito e il divertito la donna mi investì: «Oh, insomma, ma la smetta! Mi prendo già per i fondelli da sola, non ho bisogno che lo faccia anche lei».

Al che ribattei: «D'accordo, lo ammetto. Però non l'ho presa in giro, ho soltanto dato una conclusione logica al suo ragionamento partendo dal punto in cui di solito lei smette di pensare. Il pensiero ricorrente che ha fatto di lei una paziente ansiosa era quello di rischiare di soffocare in ascensore. Arrivata a quel punto, però, lei smette di pensare. Se invece proviamo a sviluppare quel pensiero e presumiamo che una cosa del genere sia davvero possibile, ogni anno negli ascensori dovrebbero morire soffocate centinaia di persone, e in tutto questo tempo nessuno avrebbe mai fatto niente per evitarlo. Nel 1988 il regolamento dell'Unione Europea è intervenuto persino sulla curvatura dei cetrioli, soltanto sulla mortalità negli ascensori nessuno ha mai mosso un dito. Perciò dev'esserci di mezzo la mafia o qualche altro potere occulto, giusto?». Mentre sorridevo malizioso alla mia paziente, dalla sua espressione vedevo quelle scene assurde prendere il sopravvento nella sua mente.

Ora anche lei sorrideva pienamente e alla fine disse: «Oh, accidenti, ha proprio ragione. E adesso che si fa?».

«Adesso le regalo immagini migliori per il suo film mentale. A quanto pare siamo entrambi d'accordo che finora è stata così brava a raccontarsi storie che hanno finito per avere conseguenze del tutto reali per lei. Perciò visto che ha il dono di una fantasia così sfrenata, vediamo di sfruttarlo in un altro modo. C'è qualcuno che ha sempre desiderato conoscere di persona? Magari un cantante o un attore famoso?».

Dopo averci pensato un po', sulla sua faccia fece capolino un sorriso imbarazzato e ammise che quello che lei aveva sempre trovato bellissimo era George Clooney.

«Ottimo! Perciò la prossima volta che immagina di rimanere bloccata in ascensore, provi a pensare che del tutto casualmente in cabina con lei ci sia George Clooney. Forse in questo momento sta girando un film nella sua città e per combinazione il palazzo in cui lavora lei è una delle location prescelte per le riprese. Adesso però siete lì dentro. Soltanto lei e George, rinchiusi in uno spazio ristretto. Di sicuro lui, che è un gentiluomo, si sforzerà di stemperare la situazione con una battuta affascinante e il suo famoso sorriso. Ma più tempo passa prima che finalmente l'ascensore si rimetta in moto, più la vostra conversazione si approfondisce. Vi aiutate reciprocamente ad alleggerire quell'attesa forzata. Lei apprende molti dettagli personali su di lui, e di sicuro davanti a una situazione tanto assurda ci scapperà anche qualche risata insieme. E di certo non le sfuggirà che dal vero quel sorriso è ancora più travolgente che sullo schermo. Non appena l'ascensore ripartirà, George non potrà fare altro che invitarla ad assistere alle riprese, tanto le sarà riconoscente per la piacevole compagnia durante questo piccolo incidente».

Due è meglio di uno

Chi tra di voi, lettrici e lettori, sta lavorando come terapeuta, forse lo avrà già capito: nel colloquio appena descritto ho sfruttato un trucchetto che si chiama "sistema di propulsione": immaginate di avere un carretto che non viene solo tirato, ma che per procedere più in fretta viene anche spinto.

Anche in psicoterapia l'importante è trovare il modo migliore per aiutare il paziente a fare progressi in fretta. Il punto è che di solito per riuscirci è necessaria una qualche forma di cambiamento: a volte occorre modificare i pensieri, a volte le azioni e spesso entrambi. Ma i motivi per cui una persona accetta di trasformarsi sono soltanto due: grandi sofferenze oppure grandi obiettivi. O qualcosa è così doloroso che si fa di tutto per non doverlo più sopportare, oppure l'obiettivo che ci si prefigge è talmente grande e appetibile da essere la molla propulsiva per il cambiamento.

Anche in psicoterapia l'importante è trovare il modo migliore per aiutare il paziente a fare progressi in fretta.

È evidente che se si combinano le due strategie motivazionali la velocità raddoppia. Per aumentare la spinta, quindi per incentivare la motivazione, "mi allontano da", ho impiegato la storia della mafia. Per aumentare l'effetto di traino, quindi la motivazione "vado verso", abbiamo attaccato al nostro carro George Clooney. Anche qui vale la regola per cui la storia che abbiamo creato si fissa nella nostra mente, dove può sviluppare l'effetto desiderato.

È un fatto noto che la narrazione è antica quanto l'umanità. Molto prima che la scrittura o la stampa venissero inventate le persone sedevano attorno al fuoco e si raccontavano storie, vuoi per trasmettere esperienze alle generazioni più giovani, vuoi per semplice divertimento. In seguito si sono inventate storie per distrarre e spesso anche per manipolare popoli interi, magari per trascinarli in guerra per il loro re, o anche per indurli a rispettare qualche legge discutibile. A metà del secolo scorso la narrazione è stata introdotta in misura maggiore nel campo della pubblicità, e anche coach e ipnotizzatori sanno da tempo quanto una buona storia possa essere utile.

L'unico campo in cui secondo me questo meraviglioso strumento rimane ancora sottovalutato è il trattamento di paure e compulsioni; eppure non esiste quadro clinico più adatto del DOC o del disturbo d'ansia, considerato che si basano entrambi proprio sul racconto. Il paziente è tormentato da tutte queste storie minacciose, che però sono e rimangono solamente favole nella sua mente. E allora, perché non combatterle con le loro stesse armi? Se basta una semplice fantasia per far ammalare una persona, deve pur essere possibile guarirla con una "controstoria" adatta. Ed è esattamente quanto la nostra esperienza con ormai migliaia di pazienti dimostra. Solo che a

Se basta una semplice fantasia per far ammalare una persona, deve pur essere possibile guarirla con una "controstoria" adatta.

volte per farlo ci vuole un po' di coraggio, perché esistono paure assurde o compulsioni strambe che si possono contrastare con qualcosa di almeno altrettanto bizzarro, così da superare definitivamente il disturbo che le origina.

2.6 Compulsione e dipendenza

È senz'altro utile sapere che il paziente non deve prendere per oro colato le storie del terapeuta o quelle che si racconta da solo. A differenza dei soggetti ansiosi, la maggior parte degli ossessivo-compulsivi, infatti, non crede neppure alle proprie. Anche il ragazzo con la compulsione a contare era perfettamente consapevole che la sua azione non aveva alcuna influenza sulla realtà. A garantirgli il sollievo era il fatto di soddisfare il suo impulso, non il contare in sé. In questo le compulsioni sono perfettamente assimilabili alle dipendenze: il consumo porta un momento di rilassamento, ma la droga non fa che procurare danni. Il tossico sa che la droga gli fa male, eppure se vuole riuscire a sopportare in qualche modo le proprie emozioni deve comunque incrementare di continuo la dose.

Gli ossessivo-compulsivi conoscono il dolore dell'astinenza proprio come i tossicodipendenti. Per loro non poter soddisfare una compulsione è un tormento psicologico ma anche fisico. In questo senso non sorprende che spesso siano critici nei confronti della terapia di esposizione, impiegata di solito nella terapia cognitivo comportamentale con i pazienti affetti da DOC per aiutarli a diradare sempre di più le azioni compulsive fino a farle cessare del tutto. Concretamente la terapia di esposizione funziona così: il

> Gli ossessivo-compulsivi conoscono il dolore dell'astinenza proprio come i tossicodipendenti.

paziente è spinto sotto controllo terapeutico a compiere un'azione che teme o a mettersi in una situazione che percepisce come minacciosa. A questo punto, anziché rifugiarsi immediatamente nelle azioni compulsive che lo tranquillizzano, deve limitarsi a osservare la tensione che prova. In tal modo fa l'esperienza che le emozioni sgradevoli spariscono da sole anche senza il bisogno di cedere alla compulsione. Quindi dovrà gradualmente prolungare il tempo in cui riesce a resistere senza cedere all'azione compulsiva sino ad arrivare a rinunciarvi del tutto.

È un metodo che in effetti spesso funziona benissimo, ma purtroppo al contrario dell'astinenza da droghe pesanti qui c'è un piccolo problema: mentre in una clinica il tossico viene tenuto lontano dalle sostanze psicoattive, il paziente ossessivo ha sempre sottomano molte delle sue "droghe", perché esse esistono comunque soltanto nella sua testa o si creano praticamente da sole attraverso le azioni compulsive. Durante la disintossicazione un tossicodipendente sta molto male per un paio di giorni, o nel peggiore dei casi di settimane, finché non ha superato il peggio. La terapia di esposizione, invece, dura mesi, se non addirittura anni, un periodo lungo in cui qualsiasi forma di stress può far ricadere il soggetto nelle azioni compulsive. Lungi tuttavia da me voler criticare questa forma terapeutica consolidata e sperimentata. Funziona, ed è questo che conta. So, però, che ci sono anche altri modi che possono portare alla meta in modo più rapido e piacevole. Chi lo desidera li troverà descritti in questo libro.

Capitolo 3

Esempi concreti di applicazioni per diverse azioni compulsive

Per sconfiggere le compulsioni occorre prima di tutto capire come si formano. Qual è la forza trainante dietro a questo tipo di azioni che la mente conscia sa perfettamente essere inutili e del tutto inopportune? Perciò la domanda interessante non è tanto CHE COSA pensi e faccia un paziente ossessivo-compulsivo, bensì piuttosto: COME mai non riesce a fermare la compulsione? In altre parole, non è il *contenuto* della compulsione a contare, ma piuttosto la sua *struttura*. Che si tratti di lavarsi ripetutamente, contare, tenere tutto sotto controllo, mantenere l'ordine, ripetere, collezionare o rimuginare non fa differenza. Una volta compresa la struttura del proprio disturbo, subito si aprono possibilità inimmaginabili per sfuggire alla compulsione. Tutto quello che occorre fare è rispondere a questa domanda:

Come funziona?

Oppure per essere più concreti: come mai per un paziente cedere a un'azione compulsiva procura più tranquillità che non il rinunciarvi? È probabile che a livello di contenuto abbiate già riflettuto spesso su questa domanda senza mai giungere a un risultato utile, però di solito non siamo abituati a interrogarci sulla struttura di pensieri e azioni anziché sul loro contenuto. E invece a livello di struttura ci aspettano spesso scoperte straordinarie.

La struttura uditiva del pensiero

Forse non ci avete mai riflettuto prima, ma il pensiero consta di due processi diversi che possono esistere insieme, o anche indipendentemente uno dall'altro. Il primo processo di pensiero è quello uditivo. In questa forma parliamo da soli e la voce che sentiamo nella nostra testa è di solito la nostra. Nel ricordo, inoltre, possiamo richiamarne alla mente anche altre, per esempio quella di un genitore o del nostro compagno. E naturalmente con un po' di fantasia si possono immaginare anche voci sconosciute e assegnare loro i testi relativi.

Tutti parlano da soli

Parlare da soli non è motivo di preoccupazione. Lo fanno tutti, e più i pensieri che ci passano per la testa sono carichi di emozioni più può capitarci di esprimerli ad alta voce. Imprecare e ripetersi quello che stiamo facendo è una valvola di sfogo che ci aiuta a elaborare meglio emozioni forti. La maggior parte delle conversazioni che facciamo con noi stessi, però, si svolge soltanto nella nostra testa. Tuttavia a volte chi ha un senso morale particolarmente spiccato può notare un fenomeno che proprio agli inizi di un disturbo ossessivo-compulsivo può creare grande insicurezza, sente cioè i pen-

Imprecare e ripetersi quello che stiamo facendo è una valvola di sfogo che ci aiuta a elaborare meglio emozioni forti.

sieri ossessivi con una voce sconosciuta pur sapendo che sono i suoi. Sono i pazienti che hanno familiarità con metafore come quella dell'*angioletto* e del *diavoletto*, in particolare, a parlare più spesso di questo tipo di pensieri ossessivi. Prima di approfondire l'argomento, però, vorrei darvi ancora un'informazione importante: se anche voi percepite i vostri pensieri ossessivi con una voce sconosciuta, NON vuol dire che soffriate di una psicosi. NON siete matti. È vero, il vostro cervello fa un paio di cose folli, ma la vostra mente è del tutto lucida. È proprio per questo che vi spaventate: per quello che sta succedendo nella vostra testa.

In chi soffre di una psicosi, invece, la situazione è del tutto diversa. In genere gli psicotici si astraggono completamente dalla realtà. Si sentono perseguitati e spesso vedono cose che non esistono. Certo, anche loro sentono voci sconosciute e minacciose, ma non le percepiscono come pensieri propri.

In genere gli psicotici si astraggono completamente dalla realtà. Si sentono perseguitati e spesso vedono cose che non esistono.

I pazienti ossessivo-compulsivi, al contrario, si rendono conto di parlare da soli, indipendentemente dalla voce. La loro mente funziona in maniera impeccabile e sono del tutto consapevoli di quanto siano insensati sia i pensieri ossessivi sia le azioni compulsive che si costringono a compiere. Questo conflitto interiore suscita sensi di colpa e di vergogna.

Gli psicotici, al contrario, hanno una reazione del tutto differente. Dato che di solito non riescono a scindere le proprie allucinazioni dalla realtà, spesso si sentono vittime di una congiura e hanno costantemente la sensazione di essere osservati e manipolati dall'esterno.

La struttura visiva del pensiero

Il secondo processo del pensiero è quello visivo, in cui il nostro occhio interiore percepisce immagini e spesso persino film interi. Questi possono avere le forme e le velocità più disparate, ma rispetto al pensiero uditivo di solito contengono molte più informazioni. Ricordate il vecchio motto "un'immagine vale più di mille parole"? Ecco, il nostro cervello è davvero molto più bravo a elaborare e trasmettere informazioni sul canale visivo che non su quello uditivo.

Anche se nella mente vediamo contenuti che ci sembrano sconosciuti o addirittura minacciosi non c'è motivo di preoccuparsi. Come già detto al paragrafo 1.5, di tanto in tanto il nostro cervello usa il suo esuberante potere visivo solo per simulare determinate situazioni di pericolo a scopo di addestramento, perché in questo modo può sviluppare emozioni molto forti come rabbia, desiderio o furia senza doverne subire gli effetti negativi nella vita reale. Una vecchia canzone popolare tedesca del 1842 intitolata *I pensieri sono liberi* esprime bene questo vantaggio:

> I pensieri sono liberi, chi può indovinarli.
> Passano di corsa come ombre nella notte.
> Nessuno può conoscerli, nessun cacciatore può colpirli,
> resta il fatto che i pensieri sono liberi.

August Heinrich Hoffmann von Fallersleben

Ma siamo anche liberi di NON pensare qualcosa? Certo che sì, ma soltanto in modo indiretto. Dal momento che, come già accennato, il cervello non può pensare per negazioni, possiamo sbarazzarci dei pensieri indesiderati solo pensando a qualcos'altro che tenga il nostro cervello altrettanto impegnato, e ciò funziona particolarmente bene quando non ci concentriamo soltanto sul *contenuto* dei pensieri, ma anche su altri aspetti, quelli che io amo definire *struttura*.

3.1 Un modo diverso di considerare le compulsioni e la loro origine

Prestare attenzione alla struttura dei propri pensieri non significa approfondire il COSA, bensì il COME e il DOVE. Come è formulato esattamente il dialogo ossessivo interiore? E dove lo si percepisce? Nel bel mezzo della testa o da un lato? Il ragazzo con la compulsione a contare seppe rispondere senza difficoltà perlomeno alla prima domanda: quella che in ogni situazione di stress cominciava a contare a bassa voce e in maniera quasi ipnotica era la sua voce.

Per quanto riguardava il DOVE, invece, impiegò un bel po' a localizzare la voce proprio al centro della testa, il che era un peccato, perché se invece si fosse trovata tendenzialmente un po' più a destra o a sinistra avremmo potuto ottenere risultati in fretta con una semplice modifica della struttura che vado subito a descrivervi.

Angioletto e diavoletto

Forse conoscete anche voi la diffusissima metafora dell'angioletto e del diavoletto. Descrive la circostanza per cui spesso percepiamo pensieri contrastanti su lati opposti. L'angioletto, per esempio, siede sulla vostra spalla destra e vi invita a una condotta più morale. Invece sulla spalla sinistra siede il diavoletto, che fa di tutto per provocarvi, e per riuscirci ricorre soprattutto a temi controversi come caos, violenza, sesso, religione o magia e vi trasmette in continuazione dialoghi interiori attingendo a piene mani dalla vostra fantasia. Più voi reagite con paura, orrore o disgusto, più lui si diverte e rincara la dose. Perciò non deve sorprendere che l'angioletto dall'altra parte abbia il suo bel daffare. Deve parlarvi di continuo cercando di convincervi che ai vostri pensieri ossessivi non faranno seguito le azioni relative. Dal momento che a lungo andare una battaglia interiore del genere può risultare parecchio faticosa, spesso chi soffre di pensieri ossessivi arriva a sera sfinito, ragione di più per mettere un freno a livello strutturale a queste "dispute" interiori.

La struttura DOVE: a destra, a sinistra o al centro?

Se ancora non lo sapete, alla prossima occasione vi consiglio di fare bene attenzione a dove si svolge il vostro dialogo interiore. Anche nel caso di un film mentale, controllate se lo schermo interiore è appeso un po' più a destra o a sinistra. Vi stupirebbe sapere quante persone riescono a distinguere una divisione netta già la prima volta che ci fanno caso consapevolmente. Se i pensieri ossessivi si trovano a sinistra, di solito i dialoghi interiori tranquillizzanti e le immagini interiori in cui va tutto bene stanno a destra, e ovviamente viceversa. Più riuscite a inquadrare con chiarezza i pensieri ossessivi da un lato, maggiori sono le probabilità di percepire i contropensieri positivi sul lato opposto. È altrettanto utile sapere che i lati non cambiano. Se una volta il diavoletto era seduto a sinistra, rimarrà sempre in quella posizione, perché soltanto lì ha la possibilità di raccontarvi tutte le chiacchiere che vi stressano così tanto.

Se i pensieri ossessivi si trovano a sinistra, di solito i dialoghi interiori tranquillizzanti e le immagini interiori in cui va tutto bene stanno a destra, e ovviamente viceversa.

Se invece tutto si svolge sullo stesso lato, sia i pensieri negativi sia quelli positivi, di solito è un segno certo che il paziente deve affrontare non soltanto ossessioni, ma anche umori depressivi. Per la mia esperienza, in tal caso è ancora più importante sforzarsi di immaginare che tutte le scene e i dialoghi positivi avvengano sul lato della testa in cui finora non avete percepito consciamente nulla. Per riuscirci, prima di cominciare a pensare positivo, provate ad esempio a immaginare di spostare nella vostra mente il vostro schermo interiore o magari un altoparlante fittizio. Fate un tentativo. So che potrà sembrare un'indicazione strana, ma spesso chi accetta di fare questo piccolo esperimento consegue dei risultati straordinari. Molti dei nostri pazienti riferiscono che con questo piccolo trucco sono riusciti già dopo pochi giorni a scacciare i pensieri depressivi in una manciata di secondi.

E quando invece tutto si svolge proprio al centro della testa? In questo caso dovete concentrarvi sulla seconda struttura di pensiero illustrata di seguito, perché anche a questo livello è possibile indebolire in fretta i pensieri ossessivi e renderli così più inoffensivi. Ma naturalmente invito anche chi ha percepito una netta separazione tra i due lati a non trascurare questa seconda struttura del pensiero.

La struttura COME: che suono hanno i vostri pensieri?

Una volta chiarita la questione del DOVE, diamo un'occhiata anche al COME, o più precisamente al sonoro dei vostri dialoghi interiori. Angioletto e diavoletto parlano con la vostra voce o nella vostra percezione uditiva si mescolano anche altri suoni? Magari la voce di vostra madre, di vostro padre o di un vostro vecchio insegnante? Non appena avrete risposto a questa domanda, si apriranno approcci terapeutici completamente nuovi, perché se di regola concentrarsi sul COSA – cioè sul puro contenuto dei pensieri – non fa che peggiorare le ossessioni, lavorare sui livelli strutturali provoca nel cervello un *reset* ufficiale. Il trucco sta nel non continuare a sforzarsi in tutti i modi di vincere finalmente una gara in cui finora si è perso e basta, bensì nel modificare radicalmente il gioco.

Se non riesci a vincere, cambia il gioco

È un po' come una partita di calcio in cui la vostra squadra subisce una sconfitta sonora perché gli avversari sono più affiatati. Certo, voi come allenatore potete provare a dare una bella scossa ai vostri giocatori con un bel discorso motivazionale, ma purtroppo si tratta di una strategia che finora si è dimostrata infruttuosa. Se "convincervi da soli" fosse bastato, infatti, ora non stareste leggendo questo libro.

E se invece aveste il potere di cambiare la struttura del gioco? Se per esempio in campo, da un momento all'altro, al posto delle porte ci fossero dei canestri da basket? Il vantaggio della squadra migliore cesserebbe all'istante. Adesso le due squadre sarebbero di nuovo alla pari, e questo aumenta le vostre possibilità di vincere la coppa. E per inciso sulla coppa sta scritto a caratteri cubitali: "Una vita facile e priva di compulsioni".

Come cambiare il gioco: lo scambio uditivo-visivo

Non so che cosa sia venuto prima: i nostri antenati hanno scoperto che il bene e il male si percepiscono interiormente su lati diversi e quindi hanno creato la metafora dell'angioletto e del diavoletto, o è accaduto il contrario?

Quello che invece so è che tutti quelli che riescono a localizzare con chiarezza i due lati distinti dentro di sé si stupiranno, perché esiste un ottimo trucchetto per far sparire i pensieri negativi dalla testa come per incanto. Ma anche se dentro di voi le due parti non sono separate così nettamente, l'idea dell'angioletto e del diavoletto può risultare molto utile e persino divertente. Tutto ciò che vi occorre è un po' di concentrazione e di fantasia.

Piccolo test

La prossima volta che sarete assaliti da pensieri ossessivi, fate attenzione al punto della testa in cui sentite in modo più chiaro il vostro dialogo interiore negativo: sul lato destro o su quello sinistro? Poniamo il caso che sia il sinistro: immaginate di avere davvero un diavoletto seduto sulla vostra spalla sinistra. Il demonietto continua a provare a sussurrarvi cose tutt'altro che piacevoli. Sulla spalla destra, invece, c'è il vostro angioletto che vi dirà tutto quello che così spesso avete già pensato disperatamente per mettere a tacere il diavoletto una volta per tutte: «Non voglio. Sono solo sciocchezze. Su, pensa a qualcos'altro oppure distraiti, vedrai che andrà meglio».

È importante che utilizziate questa tecnica quando i pensieri ossessivi sono particolarmente intensi: non appena il diavoletto partirà di nuovo in quarta, prendetevi la spalla sinistra con la mano destra e immaginate di stringere forte il piccolo seccatore. Se è seduto sulla spalla destra, afferratelo con la mano sinistra. Contemporaneamente incrociate le braccia e con la mano libera prendete l'angioletto sull'altra spalla, magari con un po' più di delicatezza. E adesso scambiateli di posto, in modo che il diavoletto venga a trovarsi dove prima c'era l'angioletto e viceversa. Quindi abbassate le mani e osservate quello che succede. Molti dei nostri pazienti ci riferiscono che non appena si posa sull'altra spalla, il diavoletto ammutolisce all'istante. Per alcuni l'effetto dura ore, mentre altri dicono che la pace ha soltanto breve durata, perché in qualche modo il birbante riesce a tornare al posto di prima. Se fosse così anche per voi, ripetete lo scambio. A un certo punto anche il diavoletto più ostinato capirà che fate sul serio e non volete più ascoltarlo. Il sistema funziona meglio se prima avrete definito con chiarezza il lato buono e quello cattivo. Per molti ex pazienti ossessivo-compulsivi questa tecnica ha rappresentato l'inizio di un'autoterapia che li ha aiutati a superare in maniera definitiva sia i pensieri ossessivi sia le azioni compulsive.

Fermare le compulsioni anche senza lati distinti

Chi percepisce i pensieri uditivi e visivi esattamente al centro può ricorrere a un'altra tecnica altrettanto efficace e per di più anche piuttosto divertente. Vi spiego come funziona con l'esempio di una compulsione a contare, anche se cura altrettanto bene pure altre tipologie. Non c'è bisogno di dire che questa tecnica può essere impiegata anche da tutti quelli che hanno già usato con successo quella dello scambio uditivo-visivo. Provate quale vi procura i risultati migliori e non preoccupatevi: nessuno dei metodi illustrati qui può peggiorare il vostro disturbo. La nostra esperienza con centinaia di pazienti ossessivo-compulsivi ha dimostrato più volte che spesso questo sistema aiuta a ridurre le compulsioni straordinariamente in fretta.

3.2 La compulsione a contare

Nel caso del ragazzo che aveva cominciato contando i pulsanti dell'ascensore e aveva finito per dover contare letteralmente tutto quello che aveva sottomano, l'origine del suo disturbo era nota: un mix di droghe e alcol aveva già reso il suo cervello particolarmente sensibile a ogni sciocchezza, e per caso il televisore acceso aveva fatto il resto. Ma questa è l'eccezione più che la regola. La maggior parte dei pazienti ossessivi non sa indicare il giorno ben preciso in cui tutto è cominciato. Di solito si tratta di un processo strisciante che si protrae per mesi o addirittura anni prima che il soggetto diventi consapevole della sua condizione. Anche per questo ritengo importante offrirvi tempestivamente tecniche con cui fermare in fretta l'insorgere di un DOC, tanto più che sapere che cosa di preciso abbia scatenato il vostro disturbo è irrilevante, perché in tal caso saremmo di nuovo al livello di contenuto, vale a dire a chiederci che COSA sia successo allora. Questa, però, è una domanda che si riferisce al passato, e sappiamo bene che quello non si può cambiare. A livello di struttura, invece, è possibile agire qui e ora contro le compulsioni. Tutto quello che serve è occuparvi un po' di più del COME e del DOVE.

La maggior parte dei pazienti ossessivi non sa indicare il giorno ben preciso in cui tutto è cominciato.

Il ragazzo con la spiccata compulsione a contare mi aveva confermato che conosceva sin troppo bene anche i battibecchi interiori, ma non sapeva dire su quale lato stesse il diavoletto e su quale l'angioletto. Per lui le emozioni si trovavano tutte al centro della testa. Perciò gli proposi: «La prossima volta che conterà dentro di sé vorrei fare un piccolo esperimento con lei. È disposto a provarci?».

PAZIENTE: «D'accordo, facciamolo. Questa è la prima psicoterapia della mia vita e sono così agitato che ho cominciato a contare da quando sono entrato nel suo studio. So già quanti frutti ha il mandarino nano là dietro e anche quanti libri con il dorso verde ci sono sullo scaffale alle sue spalle».

Io: «Perfetto. Alla sua compulsione andrebbe bene che il diavoletto di cui abbiamo parlato contasse ad alta voce per lei? Lo immagini seduto nella sua testa o dove meglio crede. Magari su una spalla o in grembo. Oppure può anche fluttuare a mezz'aria, visibile soltanto a lei, e guardare nella sua stessa direzione. Immagini anche che conti al posto suo tutto quello che le viene in mente. Sarebbe possibile?».

Ci pensò su per un bel po', quindi annuì pensieroso: «Sì, d'accordo, è un po' strano, ma si può fare».

Io: «Ottimo. Dove si trova di preciso il diavoletto, e come conta?».

Paziente: «Fluttua a un metro circa davanti a me e riesco a vederlo soltanto di spalle. Punta il dito sui dorsi dei libri uno dopo l'altro – tra parentesi adesso quelli rossi – e intanto conta ad alta voce».

La dissociazione doppia è più efficace

Con l'ABS avevamo creato insieme una struttura mentale per spostare la "sede" della compulsione a contare. È un processo che in psicologia si chiama "dissociazione", e si riferisce a uno stato in cui le emozioni vengono percepite come se si trovassero non DENTRO il corpo, bensì al di FUORI di esso.

Per intensificare ulteriormente questo effetto positivo adesso volevo dissociare anche la voce percepita durante il conteggio. Perciò invitai il paziente a modificare la voce del diavoletto. A questo punto mi preme sottolineare ancora una volta che modificare volutamente i dialoghi interiori non ha NIENTE a che fare con una psicosi, anzi, si tratta di uno strumento terapeutico innocuo e tuttavia efficace che può risultare persino divertente.

Perciò gli chiesi: «Il diavoletto conta con la sua voce o con quella di qualcun altro?».

Mi rispose che era la sua, ma in qualche modo un po' più stridula. Era del tutto normale: non appena si dissocia una compulsione, cioè se ci si comporta come se fosse al di fuori del corpo, spesso cambia anche la percezione acustica. È un po' come ascoltare la propria voce registrata: di solito anche quando non la sentiamo nella nostra testa ma la percepiamo dall'esterno ci sembra estranea. Nell'intento di riuscire a dissociare ancora di più il mio paziente dalla sua compulsione gli chiesi poi:

«Riuscirebbe a immaginare la voce ancora più stridula al punto da non farla sembrare più la sua?».

Il paziente impiegò un momento prima di familiarizzarsi anche con questa fantasia, ma poi rispose: «Sì, ci riesco, ma è davvero faticoso». Anche questa era una cosa messa in conto, perché di solito gli ossessivo-compulsivi non risparmiano sforzi pur di riprendere finalmente il controllo sulle proprie emozioni.

Molto soddisfatto gli dissi: «Fantastico! So che adesso le sembrerà parecchio strano, ma se fino al nostro prossimo appuntamento riuscisse a lasciar contare il suo piccolo assistente diabolico soltanto con la vocetta più stridula possibile sarebbe un aiuto enorme, perché ci offrirebbe un modo per cambiare qualcosa in maniera più rapida ed efficace già alla nostra prossima seduta».

Il ragazzo mi fissò a lungo prima di rispondere: «Non ho la minima idea di come questo possa aiutarmi, e a essere sincero ho una gran paura che dopo questo esercizio finirò per dare completamente i numeri, ma ci proverò».

Umorismo contro compulsione: una battaglia impari

Quando il paziente tornò la settimana seguente, mi raccontò che dopo cinque giorni circa gli sembrava quasi normale che a contare fosse il diavoletto al posto suo. Continuava a trovare il tutto alquanto bizzarro, ma per fortuna sua sorella, che qualche anno prima avevo aiutato a superare un disturbo d'ansia, aveva messo una buona parola per me, perciò nonostante il nostro piccolo esperimento gli sembrasse sempre più strampalato non aveva desistito.

«Oggi proveremo a fare con il suo diavoletto quello che finora non è riuscito a ottenere con il dialogo interiore. E le dico subito che non giocheremo correttamente, perché quello che vogliamo è vincere. Perciò legheremo e imbavaglieremo subito il suo piccolo ragioniere diabolico, e bello stretto! Così quando in futuro si rimetterà a contare, invece di: "Uno, due, tre, quattro" sentiremo soltanto un *Mmmmmh, mmmmmh, mmmmmh, mmmmmh*». Mi premetti una mano sulla bocca e feci un verso sciocco. Scoppiammo a ridere tutti e due e ne approfittai per rincarare subito la dose.

«Magari adesso potrebbe intervenire anche il suo angioletto? Potrebbe puntare il dito divertito contro il diavoletto e dire: "Ma che sta dicendo? Tu riesci a capirlo? Oggi farfuglia in modo tremendo". Al che il suo diavoletto andrà su tutte le furie e farà dei *MMMMMH, MMMMMH, MMMMMH* sempre più forti e rabbiosi. Magari il suo angioletto potrebbe aggiungere qualcosa tipo: "Dai, lascialo perdere, vedrai che si darà una calmata. Noi intanto parliamo un po' con il signor Bernhardt"».

Ammetto che durante il resto della seduta mi portai più volte la mano alla bocca e a ogni occasione adatta emisi un *MMMMMH, MMMMMH, MMMMMH* disperato. E dato che con queste scempiaggini so essere piuttosto convincente, alla fine della seduta avevamo tutti e due le lacrime agli occhi per il gran ridere.

Quando quattro settimane dopo il paziente tornò per la terza seduta era raggiante. Anche se la sua compulsione non era svanita del tutto, era comunque diminuita in misura significativa. Il diavoletto ricompariva soltanto in situazioni di stress estremo, sempre ben legato e imbavagliato, e faceva dei versi incomprensibili, al che il mio paziente sogghignava di soppiatto e il più delle volte riusciva a ritrovare la concentrazione sulle attività quotidiane con una rapidità straordinaria.

Fermare le compulsioni sonore

Il metodo terapeutico appena illustrato può non funzionare per tutte le compulsioni, ma ha riportato spesso grossi successi perlomeno con quelle sonore. Tra le compulsioni sonore ci sono quella a contare, la pronuncia di determinate parole, la ripetizione di concetti: in sostanza tutto quello che in qualche modo ha a che fare con il linguaggio, a prescindere dal fatto che si faccia ad alta voce o solo mentalmente.

Nelle prime fasi della terapia ci si sforza di portare le compulsioni dal livello di contenuto a quello di struttura con una dissociazione semplice o meglio ancora duplice. In questo modo le si dissocia dal paziente sia a livello locale tramite il diavoletto sia a quello sonoro con una vocetta sciocca.

Se dopo un po' di tempo il subconscio accetta questo primo aiuto si passa alla seconda fase, in cui si altera la compulsione sonora imbavagliandola fino a renderla incomprensibile. "Uno, due, tre, quattro" diventa un *MMMMMH, MMMMMH, MMMMMH, MMMMMH* insensato. L'angioletto, invece, rimane perfettamente comprensibile e per la prima volta dopo molto tempo è così rilassato che può anche fare qualche commento buffo. A questo punto manca soltanto la risposta alla domanda che mi viene fatta piuttosto spesso: ma perché il diavoletto deve essere legato? Non basta imbavagliarlo? Be', il fatto è che i pazienti che soffrono di DOC hanno una fantasia molto spiccata. Se al diavoletto si lasciano le mani libere, di solito gli bastano pochi secondi per liberarsi dal bavaglio nella mente del soggetto. Per questo suggerisco sempre di andare sul sicuro, meglio se con del nastro telato.

3.3 La compulsione alla pulizia e alla disinfezione

Doversi disinfettare le mani una o due volte al giorno, oppure lavare un certo capo di abbigliamento più volte di seguito non è ancora configurabile come una compulsione. Quasi tutti hanno momenti in cui la paura di infettarsi o il disgusto per qualcosa è talmente grande che soltanto un eccesso di pulizia riesce a riportare in equilibrio le emozioni. La maggior parte delle persone, però, riconosce subito la struttura compulsiva dietro un comportamento di questo tipo e di conseguenza fa uno sforzo conscio di ritrovare più calma e tranquillità. Se invece la fase in cui non si riesce più a stare in pace senza ricorrere a determinati rituali di pulizia dura più a lungo è un'altra faccenda. Eccovi alcuni esempi da cui potrete riconoscere bene una compulsione avanzata al lavaggio o alla pulizia:

> Doversi disinfettare le mani una o due volte al giorno non è ancora configurabile come una compulsione.

- ◊ La quantità di bagnoschiuma, sapone e altri prodotti per l'igiene utilizzati quotidianamente è aumentata.
- ◊ Le mani del soggetto sono secche e screpolate o addirittura sanguinano per il troppo lavare e disinfettare.
- ◊ Le maniglie fuori dal proprio appartamento vengono impugnate soltanto con un fazzoletto di carta, che poi deve essere subito gettato via.

◊ Panchine, sedie e tavoli negli spazi pubblici vengono classificati all'istante come pieni di germi e altamente infettivi e perciò evitati il più possibile.
◊ La paura di toccare inavvertitamente qualcosa e quindi di riportare in casa sporcizia, germi o batteri è incessante.
◊ Gli abiti che fuori dalla propria casa entrano in contatto con oggetti o altre persone devono essere messi subito a lavare, anche se sono stati indossati soltanto per pochi minuti.

Dietro una compulsione a lavare o a disinfettare si cela la paura di entrare in contatto con virus, batteri, germi o sporcizia e di conseguenza di prendersi una malattia pericolosa. La fobia che si nasconde dietro tale compulsione si chiama misofobia. Al minimo sospetto di una "contaminazione" la gamma di reazioni va dal disgusto alla necessità di passare ore sotto la doccia, fino a veri e propri attacchi di panico. Il misofobo più conosciuto al mondo era il cantante Michael Jackson. Leggendari sono gli scatti che lo riprendono con una mascherina che gli copre naso e bocca e guanti quando si avventurava all'esterno, un'immagine che dallo scoppio della pandemia da Coronavirus purtroppo non risulta più così insolita, mentre allo stesso tempo il numero di pazienti colpiti da questa compulsione è aumentato in misura drammatica. Quanto le compulsioni a lavare e disinfettare siano fastidiose ve lo voglio illustrare con un altro esempio tratto dalla mia pratica professionale.

La compulsione a lavare o disinfettare cela la paura di entrare in contatto con virus e batteri e di prendersi una malattia pericolosa.

Caso di studio

La prima volta che il signor D. venne in studio da noi era accompagnato dalla moglie. I due ci raccontarono che le compulsioni del cinquantunenne segnavano la sua quotidianità già da qualche anno. Fino a poco tempo prima la signora D. era ancora riuscita ad aiutare il marito e a fare in modo che i conoscenti non si rendessero conto del suo disturbo, ma adesso era accaduto qualcosa che aveva fatto precipitare la situazione.

Sei settimane prima la coppia era partita per una vacanza in Spagna, ma era dovuta rientrare in anticipo perché il vicino che abitava sotto di loro li aveva avvertiti telefonicamente che nel loro appartamento si era rotto un tubo dell'acqua. Dal momento che non erano riusciti a prenotare un volo di ritorno prima di due giorni, la sorella del signor D. si era offerta di andare a controllare e nel caso chiamare il pronto intervento. Si era poi appurato che il danno era minore del temuto: in casa non c'era nessun allagamento, soltanto una piccola pozzanghera in cucina.

Ma per il signor D. la vera catastrofe era un'altra. Sua sorella non sapeva nulla del suo spiccato disturbo ossessivo-compulsivo, ed era entrata in casa con le scarpe per controllare in fretta la situazione. Dopo aver chiuso il rubinetto centralizzato aveva asciugato rapidamente la pozzanghera in cucina e aveva informato il vicino. Aveva anche chiamato un idraulico che presto sarebbe intervenuto per riparare il guasto. Due giorni dopo il signor D. era rientrato in casa e avendo visto in cucina le impronte delle scarpe della sorella era stato preso dal panico.

Il suo DOC era già talmente avanzato che sua sorella gli aveva fatto il peggior torto possibile dal suo punto di vista: aveva contaminato tutto l'appartamento. Nella fantasia dell'uomo quelle impronte brulicavano di virus e germi che adesso si stavano propagando in tutta la casa.

Quando poco dopo la donna era passata per riferire quello che aveva visto e fatto, aveva trovato il fratello in ginocchio nell'ingresso, circondato da innumerevoli flaconi di detergente al cloro, intento a strofinare il pavimento come un ossesso. Aveva provato a parlargli, ma lui l'aveva investita di improperi, calmandosi un pochino soltanto dopo l'intervento della moglie. Anziché ricevere i ringraziamenti per la sua disponibilità, la sorella era stata insultata e naturalmente non se ne capacitava. Il rapporto tra i due era stato recuperato soltanto quando un paio di giorni dopo il signor D. era andato a scusarsi, promettendo di cercare un aiuto terapeutico; un passo che però sarebbe stato preso in considerazione soltanto dopo aver pulito tutto l'appartamento per tre volte disinfettando a fondo ogni angolo. Il numero tre non era stato scelto a caso, ma si trattava del "codice di sicurezza" del mio paziente, che credeva che il pericolo fosse scongiurato soltanto dopo che qualcosa era stato pulito per tre volte. Tra parentesi, il fatto che le azioni compulsive siano legate a un determinato numero di ripetizioni non è un'eccezione, quello che cambia caso per caso è il numero delle ripetizioni necessarie.

Sulle tracce della compulsione

Come abbiamo già detto, tra i nostri pazienti i successi più rapidi arrivano quando ci concentriamo meno sul contenuto di una compulsione e più sulla sua struttura. Nell'esempio sopra ho voluto perciò chiarire prima di tutto questa domanda: com'era accaduto che un paio di innocue impronte arrivassero a rappresentare per il signor D. un grave pericolo per la sua salute? Insieme abbiamo scoperto che a scatenare in lui il campanello di allarme erano spesso immagini mentali in cui nella sua fantasia le impronte delle scarpe brulicavano letteralmente di virus e germi letali. Inoltre immaginava che muovendosi nell'appartamento lui e sua moglie propagassero il pericolo a ogni singolo passo. Razionalmente il signor D. sapeva bene che le sue fantasie ossessive erano esagerate, ma non riusciva a evitarle finché non aveva sfogato completamente la sua compulsione a pulire.

A livello di struttura il DOC del mio paziente si presentava come segue: un'esagerata fantasia visiva lo metteva in agitazione al punto che soltanto una pulizia profonda effettuata realmente riusciva a liberarlo dalla contaminazione nata nella sua testa.

Perciò adesso la domanda importante era: se una semplice fantasia è sufficiente a scatenare compulsioni tanto estreme, non dovrebbe essere possibile anche sbarazzarsi di tali azioni compulsive con una controfantasia adeguata?

Nel caso del signor D. questa tecnica ha funzionato bene, ma con l'ABS abbiamo dovuto provare diverse controfantasie prima di trovare finalmente una versione abbastanza estrema per contrastare i suoi pensieri ossessivi. Alla fine a vincere è stata questa visualizzazione: ogni volta che l'appartamento viene contaminato, lo si inonda automaticamente di disinfettante fino al soffitto. Dopo un periodo di riposo sufficiente lo si risucchia e si asciugano tutti gli ambienti con un getto di aria calda sterile. E questa operazione – indovinate? – va sempre ripetuta tre volte.

La ripetitività rafforza l'ossessione

Ovviamente, considerato che un disturbo di questo livello non nasce dall'oggi al domani ma si sviluppa costantemente nel corso degli anni, immaginare una controfantasia del genere soltanto per un paio di giorni o di settimane non è sufficiente. A nostro favore, però, avevamo il grande vantaggio che nel signor D. la pressione era ormai talmente alta che era molto bendisposto a eseguire il "compito" che gli avevo assegnato. Ogni volta che si ripresentavano i pensieri ossessivi doveva cominciare subito a visualizzare la sua controfantasia e andare avanti finché questa non gli procurava lo stesso effetto tranquillizzante offertogli in precedenza dalle operazioni di pulizia.

Se anche voi volete usare questa tecnica, ecco un altro paio di consigli: più la vostra personale controfantasia sarà dettagliata, prima arriverete ai primi successi. Non è infatti richiesto alcun realismo, al contrario: più la nuova scena è bizzarra e irrealistica, meglio funziona. Nella visione del signor D. non c'erano mobili che galleggiavano nell'appartamento, e tutti gli oggetti che normalmente soffrono per l'umidità rimanevano intatti.

Le fantasie ossessive sono tutt'altro che logiche, perciò potete permettervi la stessa libertà anche nelle vostre controfantasie. Quando il signor D. svolgeva il suo esercizio di visualizzazione vedeva un liquido azzurrognolo che riempiva in fretta tutte le stanze, penetrando in ogni più piccola fessura. Era un disinfettante così potente che nel giro di pochi secondi ammazzava tutto quello che era anche solo lontanamente pericoloso. Alla fine il disinfettante spariva in un grosso scarico che eliminava anche tutti i virus e i batteri morti.

Le fantasie ossessive sono tutt'altro che logiche, perciò potete permettervi la stessa libertà anche nelle vostre controfantasie.

Mai dire mai

Avete notato che nonostante tutte le incongruenze logiche anche voi siete riusciti a visualizzare questa fantasia così assurda? La forza dell'ABS sta proprio nel farci immaginare qualsiasi cosa possa fornirci informazioni. "I pensieri sono liberi" non è soltanto il verso di una bella canzone, ma utilizzato nel modo giusto è anche l'arma segreta contro i disturbi ossessivo-compulsivi. Limitarsi a NON voler pensare qualcosa è destinato fin dall'inizio a fallire. Per poter formulare il desiderio di non pensare a germi e virus si deve prima elaborare questo stesso pensiero nella propria mente, ma con un po' di esercizio è del tutto possibile pensare a qualcosa di più utile. Quanto questa controfantasia debba essere intensa e prolungata per riuscire ad annullare prima le azioni compulsive e poi anche i pensieri ossessivi che le scatenano varia di caso in caso, ma in linea di massima si può dire che più lo si utilizza, più questo metodo si rivela efficace. La goccia scava l'ossessione. E dal momento che la forza dell'assurdo fa sì che le controfantasie utili mettano radici in fretta e stabilmente nel cervello, spesso i primi successi terapeutici si verificano con una rapidità straordinaria.

Limitarsi a NON voler pensare qualcosa è destinato fin dall'inizio a fallire.

Nel caso del signor D. ci vollero tre mesi scarsi perché riuscisse a rinunciare del tutto alla sua compulsione a pulire e disinfettare. Nelle prime due settimane dopo la nostra prima seduta, però, dovette ripetere la sua fantasia dell'inondazione sino a trenta volte al giorno per riuscire a trovare un po' di tranquillità, e anche allora di tanto in tanto gli capitava di lavarsi le mani troppo a lungo o di usare tre salviettine disinfettanti per pulire qualcosa. Dopo cinque mesi circa, infine, anche i pensieri ossessivi erano quasi spariti. A quel punto l'immagine di un appartamento inondato dal disinfettante si era automatizzata così tanto a livello neurale che all'occorrenza spuntava da sola. Quando circa sette mesi dopo il nostro primo incontro il signor D. si rese conto che anche la sua controfantasia non si ripresentava più da oltre quattro settimane, per la prima volta capì di avere davvero superato il suo disturbo ossessivo-compulsivo.

Altre controfantasie per le compulsioni a lavare

Le immagini e i dialoghi interiori che spingono a compiere azioni compulsive variano di caso in caso, ed è per questo motivo che non esiste un'unica controfantasia che funzioni ugualmente bene con tutte le compulsioni a lavare o a disinfettare. Ce ne sono però un paio con cui io e il mio team otteniamo spesso buoni risultati. La "inondazione di disinfettante" è soltanto una di queste, ma anche le seguenti varianti sono molto promettenti:

- Dalla vostra doccia esce il disinfettante più potente ed efficace del mondo. Già pochi secondi di contatto con la pelle sono sufficienti per sterilizzare alla perfezione tutto il vostro corpo ed eliminare ogni germe, virus e batterio.
- I batteri endogeni sani si adattano alla minaccia e vanno a costituire una vera e propria milizia di difesa, che nel giro di pochi secondi divora letteralmente tutto quello che può danneggiare l'organismo. Dopo ogni attacco del vostro esercito della salute immaginate i vostri batteri belli sazi che sorridono soddisfatti tenendosi il pancione mentre fate l'ultimo giro di perlustrazione sulla pelle igienizzata. Che poi sia il terzo, il quarto o il settimo giro dipende solo dal vostro numero di sicurezza, ammesso che ne abbiate uno.
- Ogni giorno bevete un paio di bicchieri di acqua tiepida aromatizzata allo zenzero. Il ben noto potere quasi magico dello zenze-

ro fuoriesce da ogni poro del vostro corpo e annienta letteralmente tutto ciò che è nocivo. Questa disinfezione dall'interno, però, non si limita soltanto alla pelle. Anche gli abiti vengono permeati dalle potentissime esalazioni dello zenzero e in tal modo tutto ciò che indossate risulta sterilizzato.

Nell'ultima variante abbiamo combinato la controfantasia con un'azione reale. Per qualcuno, infatti, sbarazzarsi di una compulsione risulta più facile se può accompagnare il training mentale con un'azione concreta. In questo caso bere diversi bicchieri di acqua aromatizzata allo zenzero è utile a più livelli. Da una parte lo zenzero è innocuo anche in grandi quantità e dall'altra da sempre a questa spezia è associata una virtù terapeutica. Soprattutto se la compulsione è accompagnata da una qualche forma di "pensiero magico" non fa male contrastarla a sua volta con un po' di magia, ma di questo parleremo approfonditamente più avanti. L'acqua tiepida aromatizzata allo zenzero, poi, è facilissima da preparare. Tagliate a fettine sottili 15-20 gr. di zenzero fresco sbucciato e mettetele in infusione in un bicchiere di acqua bollente. Lo zenzero può rimanere nel bicchiere anche un giorno intero e potete rabboccarlo più volte sempre con acqua bollente. Già dal sapore sentirete che anche alla terza o quarta aggiunta di acqua rimane ancora sufficiente "principio attivo".

Sempre a proposito di quest'ultima controfantasia, una volta un paziente mi ha fatto notare che l'effetto antibatterico dell'acqua aromatizzata allo zenzero è troppo debole per risultare efficace contro tutti i virus e i germi pericolosi, al che ho ribattuto:

«Lei mi ha detto che sa che sono soltanto i suoi pensieri a trasformare in minacce vitali anche i contatti più innocui. E allora perché non dovrebbe sfruttare lo stesso potere mentale per aumentare le proprietà antibatteriche dell'acqua aromatizzata allo zenzero? Soltanto perché una cosa avviene a livello subconscio non vuol dire che non possa contrastarla consciamente con l'altra. Per le sue connessioni neurali non fa differenza che una fantasia sia conscia o subconscia, in entrambi i casi le sensazioni che provoca si rafforzano. Per liberarsi dei pensieri ossessivi e in seconda battuta anche delle azioni compulsive occorre una decisione conscia, nella fattispecie quella di combattere una compulsione con le sue stesse armi».

Psicoterapia classica per le compulsioni

Mentre scrivo questo capitolo voglio raccontarvi di un incontro con un collega, da un lato perché quanto sto per descrivere non dovrebbe mancare in un libro sulle compulsioni, e dall'altro perché dimostra come mai a volte nei casi più gravi di DOC i metodi terapeutici classici siano meno efficaci.

Un mio collega cinquantenne accompagnò la figlia alla sua prima seduta con me. Emerse che la ragazza, di diciannove anni, aveva uno spiccato disturbo da controllo, basato sul pensiero ossessivo di poter investire accidentalmente qualcuno con la macchina senza nemmeno accorgersene. Il padre, anche lui psichiatra, non sapeva più come affrontare la situazione, perciò si erano rivolti a me consigliati da qualcuno che mi conosceva, e non poté fare a meno di illustrarmi nel dettaglio la sua teoria sul disturbo ossessivo-compulsivo della figlia, cioè che con ogni probabilità era dovuto a una combinazione di fattori genetici e di una personalità ansiosa. Certo, anche erronei metodi educativi o esperienze traumatiche potevano avere un loro ruolo, ma non erano il caso di sua figlia, tanto più che non c'erano stati episodi di morti o malattie gravi, né minacce di separazioni in famiglia. Secondo lui erano informazioni importanti, perché tutti questi fattori concorrono all'insicurezza di un soggetto al punto da trasformarsi in disturbi ossessivo-compulsivi. Nel tentativo di risolvere il problema aveva persino già installato due dash cam sulla macchina della figlia, una sul parabrezza e una sul lunotto posteriore. Le due piccole telecamere riprendevano in un loop continuo il traffico attorno al veicolo e in caso di collisione, anche minima, registravano l'accaduto. Ma era tutto inutile, il disturbo della ragazza peggiorava di mese in mese.

Tutte le considerazioni del collega sulle ossessioni della figlia non facevano una grinza, ma niente di tutto ciò forniva anche un solo indizio sul COME la ragazza fosse arrivata a pensare continuamente di avere investito qualcuno senza accorgersene. Ovviamente il fatto che durante il tragitto non ci fosse stato il benché minimo indizio di un incidente non bastava a tranquillizzarla, e anche dopo un breve percorso doveva controllare meticolosamente la vettura in cerca di eventuali tracce che confermassero i suoi peggiori timori. Le bastava trovare il minimo graffio o schizzo di fango per agitarsi e dover ripetere tutta la strada. Non riusciva a togliersi dalla testa l'idea che per colpa sua qualcuno potesse giacere sanguinante in un fosso.

Il metodo con cui alla fine riuscii ad aiutare la mia paziente, e che adesso vi illustrerò nei dettagli, era una combinazione tra lo scambio di posto uditivo-visivo (consigliato nel paragrafo 3.1) e la terapia provocativa di Frank Farrelly; ma ciò non significa che anche approcci terapeutici convenzionali non possano essere validi e utili. Conosco alcuni colleghi, per esempio, che ottengono risultati straordinari anche con la terapia di esposizione o con processi di elaborazione profonda. Mi preme inoltre sottolineare che non sempre i DOC sono così facili da trattare come nei casi illustrati sin qui, anche se ovviamente per questo libro ho scelto quelli più significativi della nostra pratica quotidiana.

Se però mi domandaste se credo che nella terapia del disturbo ossessivo-compulsivo ci sia ancora molto potenziale inutilizzato vi risponderei di sì senza alcuna esitazione. Un esempio è la terapia provocativa di Frank Farrelly, cui purtroppo si fa ricorso ancora troppo di rado, e questo nonostante proprio i pazienti ossessivo-compulsivi vi rispondano estremamente bene.

3.4 Il disturbo ossessivo-compulsivo da controllo

Già agli inizi degli anni Sessanta per smantellare amorevolmente l'assurda visione del mondo dei suoi pazienti, lo psichiatra statunitense Frank Farrelly imperniava la sua terapia provocativa sull'umorismo. Ridere, secondo lui, aiuta a vedere sé stessi dall'esterno, e spesso questa sana distanza da sé permette di cambiare in meglio il proprio comportamento con una velocità straordinaria. Associare questo approccio ad altri metodi, per esempio lo scambio di posto uditivo-visivo o anche l'ABS, offre molteplici possibilità di trattare con successo i disturbi ossessivo-compulsivi.

Come funziona

Anche nel caso della ragazza per prima cosa ho posto l'accento sul COME. Com'era successo che avesse questa idea costante di aver inavvertitamente investito qualcuno? È emerso che si trattava di immagini interiori (in cui per esempio sfiorava un ciclista o un pedone che attraversava la strada) che le apparivano nella mente per una frazione di secondo. Inoltre affioravano scene di persone stese a terra ferite o morte, presumibilmente perché in qualche modo la mia paziente non le aveva viste. La ragazza era ben consapevole di quanto le sue fantasie fossero assurde e improbabili, eppure le immagini continuavano a ricomparire. Dal momento che tutte quelle scene le apparivano sulla destra, per prima cosa provammo lo scambio di posto uditivo-visivo, ma concentrandoci soltanto sul canale visivo, perché nei pensieri ossessivi di questa paziente quello uditivo aveva un ruolo piuttosto subordinato. La pregai di ricordare consciamente una di quelle fantasie terribili e lei optò per l'immagine di un bambino in bicicletta che pensava di avere urtato passando con la macchina. Non appena riuscì a vedere nitidamente la scena sulla destra, la pregai di spostarla il più possibile a sinistra nella sua mente.

Ecco il dialogo che ne seguì:

Paziente: «Non ci riesco. È come se la scena si rifiutasse di spostarsi sull'altro lato. Rimane sempre ferma nel mezzo!».

Io: «È del tutto normale. La fantasia può spostarsi sull'altro lato soltanto se lei le permette di cambiare. Provi con un'altra scena in cui ha già proseguito per dieci metri e vede nello specchietto retrovisore il bambino che ride contento e continua a pedalare tranquillo».

Paziente: «Wow, che figo. Se cambio la scena mentre la sposto vedo davvero tutto senza problemi sulla sinistra».

Io: «E come cambiano le sue emozioni non appena percepisce le sue fantasie soltanto sulla sinistra?».

Paziente: «Non so perché, ma in qualche modo è come se mi fosse caduto un peso enorme dalle spalle».

Io: «Ottimo. Eserciti questo spostamento prima con tutte le fantasie negative che si ripresentano più spesso, e sfrutti il trucco dello specchietto retrovisore in cui vede che alle sue spalle va tutto bene. Prima provi questa tecnica a casa per un paio di giorni e poi la utilizzi anche quando è al volante».

Alla nostra seduta successiva la ragazza riferì che perlomeno i pensieri ossessivi erano già nettamente diminuiti. Soprattutto mentre guidava lo scambio di posto uditivo-visivo l'aiutava a rimuovere in fretta i pensieri opprimenti e così tornava a guidare in modo molto più rilassato.

Inoltre da qualche giorno osava affrontare anche tragitti più lunghi. Però non riusciva ancora a fare a meno del controllo di rito una volta arrivata, per cui durante la seconda seduta volli scoprire quanto la mia paziente rispondesse bene alla terapia provocativa.

La terapia provocativa secondo Frank Farrelly

Non appena la ragazza mi raccontò che dopo il tragitto in auto continuava a dover esaminare a fondo la macchina in cerca di tracce, cominciai subito con la prima provocazione umoristica e con una strizzatina d'occhi le dissi:

«È del tutto comprensibile. Dopotutto lei è un pericolo pubblico. Probabilmente non c'è nessuno che abbia causato involontariamente più incidenti mortali di lei. È un miracolo che non l'abbiano sbattuta dentro da un pezzo. Mi sembra già di vedere i titoli dei giornali locali: LA MORTE SU QUATTRO RUOTE HA COLPITO ANCORA! Decine di incidenti mortali irrisolti in un raggio di meno di trenta chilometri. E al centro di questa zona mortale il suo indirizzo di casa. Probabilmente ci sono già squadre di polizia a perlustrare la città e a rilevare tracce forensi da ogni veicolo. Un intero circondario in preda al terrore, tra poco nessuno si azzarderà più a mettere piede in strada».

Più esacerbavo i suoi peggiori timori più lei non riusciva a trattenere le risate e, cosa ancora più importante, più si opponeva. Alla fine con un gran sorriso mi disse:

«Be', dopotutto non sono poi COSÌ pericolosa. So di non avere ancora investito nessuno e che è soltanto un brutto scherzo della mia fantasia».

Bingo! Era proprio quello che avevo sperato di ottenere. Era bastato esacerbare i suoi timori con l'umorismo per permetterle di darmi spontaneamente una risposta di cui era davvero convinta. Adesso toccava a me insistere. Continuai a inserire nella conversazione le scene più assurde, come per esempio la prima pagina di un giornale o le squadre di poliziotti, così da stimolare a ogni risata il cervello della mia paziente a ridurre le sue compulsioni a livello neurale.

Paura e risate sono incompatibili

Lo sapevate che il cervello umano non è in grado di richiamare lo stesso pensiero con emozioni contrastanti? La paura e le risate si escludono a vicenda. Ed è proprio questo a rendere così efficace la terapia provocativa di Frank Farrelly. Non appena il paziente riesce a ridere delle proprie compulsioni i pensieri ossessivi diventano sempre meno spaventosi. Inoltre nel cervello si creano connessioni neurali nuove. Pensieri in precedenza legati alla paura adesso vengono associati a livello neurale con le risate, con un effetto non soltanto salutare, ma soprattutto terapeutico, come dimostrato efficacemente da una serie di studi.[5]

Non appena il paziente riesce a ridere delle proprie compulsioni i pensieri ossessivi diventano sempre meno spaventosi.

[5] https://www.jneurosci.org/content/37/25/6125
https://pubmed.ncbi.nlm.nih.gov/21920973
https://www.sciencedirect.com/science/article/abs/pii/S0002962915361929

L'unico problema è che di tanto in tanto i familiari o anche il terapeuta di un soggetto affetto da DOC devono lasciare la propria *comfort zone*, perché il paziente è un maestro nello sviluppare fantasie bizzarre. Per avere successo, quindi, ogni tanto dovrà buttare benzina sul fuoco, anche a rischio di sembrare a sua volta un po' "fuori di testa". Nel caso della mia giovane paziente questo metodo aveva funzionato alla perfezione. Otto settimane circa dopo il nostro secondo incontro mi chiamò suo padre per ringraziarmi. Mi riferì che il comportamento compulsivo della figlia era cessato immediatamente dopo la nostra seconda seduta e da allora non era più ricomparso.

Disturbi da controllo non gravi

Per fortuna la maggior parte della gente soffre di disturbi da controllo lievi o medi e non gravi. È un bene, perché finché una compulsione è contenuta usando i metodi giusti la si può trattare e superare completamente in tempi rapidi. Un bell'esempio al riguardo è la storia di una paziente che era venuta nel mio studio per un disturbo da controllo assai diffuso.

L'automobile ridicolizzata

La mia paziente, una signora sui trentacinque anni che per semplicità chiameremo Ute, aveva la mania di controllare ripetutamente di avere davvero chiuso la macchina. Tutto era cominciato quando una notte nel suo quartiere erano state rubate diverse vetture. Da allora lei era preoccupatissima che presto potesse toccare anche alla sua amata auto. Aveva un Maggiolino decappottabile nuovo, che a suo dire era la prima macchina che amava davvero. Al suo piccolo bolide aveva dato persino un nome, Luzi. Quando mi raccontò la sua storia, ricordai subito una frase che aveva detto una volta uno dei miei grandi modelli, lo psichiatra e ipnoterapeuta Milton H. Erickson: «Un buon terapeuta può sfruttare TUTTO quello che gli racconta il paziente». E a questo proposito Luzi si adattava perfettamente allo scopo. Se avete mai visto un Maggiolino dal davanti sarete d'accordo con me che fa pensare a un viso. I fari rotondi sono come occhi immensi, il piccolo logo della Volkswagen sul cofano sembra un nasino all'insù e persino la presa d'aria sotto il paraurti anteriore ricorda moltissimo una bocca. Ute mi aveva detto che spesso doveva controllare anche cinque o sei volte di avere davvero chiuso a chiave Luzi. Quando poi finalmente si allontanava dall'auto, non di rado si girava ancora e azionava il telecomando una settima volta solo per assicurarsi che il Maggiolino fosse davvero chiuso. Spesso però a quel punto era già così lontana che ormai era fuori dal raggio d'azione del telecomando e doveva tornare indietro di diversi metri prima che le frecce della macchina le segnalassero di nuovo che era chiusa. Ed era stato proprio quel dover tornare indietro ancora una volta a seccarla al punto da spingerla a cercare il mio aiuto.

> Ute mi aveva detto che spesso doveva controllare anche cinque o sei volte di aver davvero chiuso a chiave la macchina.

Già durante la nostra prima seduta le dissi:

«Ma lei si rende conto di quanto umilia Luzi? Quanto deve essere imbarazzante per una povera macchina avere una proprietaria con un disturbo da controllo? Mi sembra già di vederla alzare i fari al cielo quando la vede azionare la chiusura centralizzata per la terza o la quarta volta. Probabilmente le altre automobili in strada la prendono in giro già da un pezzo: "Guarda, ecco di nuovo Luzi con la sua padroncina compulsiva. Su, piccolo Maggiolino, dai, lampeggia ancora una volta, avanti, in fondo è soltanto la quinta". E poi scoppiano in una bella risata dandosi pacche sui parafanghi. A quel punto la povera Luzi vorrebbe sprofondare per la vergogna. E lei che cosa pensa che succeda in strada quando dopo avere svoltato l'angolo torna ancora indietro finché il telecomando è abbastanza vicino per azionare di nuovo la chiusura centralizzata? Le garantisco che le altre macchine sentono le risate anche a cinque strade di distanza».

Ovviamente entrambi ridemmo di quella scena assurda, ma io avevo fatto bene attenzione ad alzare gli occhi al cielo nei momenti più buffi, proprio come faceva anche la Luzi della mia storia. Alla fine della seduta avevo gettato almeno una dozzina di questi "ganci umoristici" e ormai la connessione neurale funzionava talmente bene da avere effetto terapeutico.

Quando Ute ritornò alla sua macchina, vedendo affiorare nella mente quell'immagine buffa e imbarazzante, cominciò a ridacchiare tra sé. Dopo quella prima seduta, arrivata a casa chiuse la sua Luzi una volta soltanto e si allontanò in fretta di un paio di metri. Quando si voltò per azionare ancora il telecomando nella sua testa fece di nuovo capolino l'immagine dei fari alzati al cielo per l'imbarazzo, e anche se chiuse una seconda volta, naturalmente a quel punto si ricordò delle prese in giro delle altre macchine. Come ho detto, il cervello umano ADORA le storie assurde. Quel giorno riuscì a lasciare la sua auto dopo averla chiusa soltanto tre volte.

Mantenne la stessa frequenza anche nei giorni seguenti. Alla nostra seconda seduta lavorammo con un altro metodo per inserire nel suo subconscio un'immagine di sé nuova e migliore.

Il cervello umano ADORA le storie assurde.

Il metodo delle dieci frasi

Basandomi sulle ultime scoperte nel campo degli studi sul cervello, nel 2013 insieme a mia moglie ho sviluppato un metodo terapeutico per aiutare i pazienti ansiosi a riprogrammare il cervello addestrato all'ansia e al panico. Una componente importante di questa terapia è il metodo delle dieci frasi, che mira a stimolare la neuroplasticità del cervello umano per fargli dimenticare le paure.

Un paio di anni dopo ho riassunto le nostre scoperte nel mio primo libro, *Liberati dall'ansia e dagli attacchi di panico con il metodo Bernhardt*.[6] Il nostro auspicio era quello di diffondere ancora di più il metodo e di aiutare così il maggior numero possibile di soggetti ansiosi a vivere una volta per tutte una vita senza paure.

Quello che non avevamo messo in conto è ciò che è successo dopo. Nel giro di pochissimo tempo il libro è diventato un bestseller e soltanto in Germania è rimasto nella classifica dei volumi più venduti di *Spiegel* per più di due anni, senza contare che è poi stato tradotto in altre diciotto lingue. Quindi avveniva sempre più spesso che medici e terapeuti ci contattassero per riferirci delle loro esperienze con il metodo delle dieci frasi. Molti lo avevano utilizzato con successo per combattere l'ansia, ma avevano ottenuto risultati sorprendenti anche con burnout, stati depressivi e compulsioni. Questo ha incoraggiato anche noi ad ampliare il nostro ventaglio terapeutico al burnout e alla depressione. In seguito ho riassunto i risultati di quegli anni nel mio secondo libro, *Liberati dal burnout e dalla depressione con il metodo Bernhardt*.[7]

---

[6] Bernhardt, Klaus, *Liberati dall'ansia e dagli attacchi di panico con il metodo Bernhardt*, Demetra, Firenze 2020, tr. di Francesco Peri.

[7] Bernhardt, Klaus, *Liberati dal burnout e dalla depressione con il metodo Bernhardt*, Giunti, Firenze 2020, tr. di Francesca Biagi.

A partire dal 2019 abbiamo cominciato a interessarci a nuove opzioni terapeutiche per il trattamento del disturbo ossessivo-compulsivo. Il risultato di questo lavoro è quello che tenete tra le mani. Dal momento che da allora abbiamo impiegato con successo il metodo delle dieci frasi anche con molti pazienti affetti da DOC, ovviamente è un argomento che non può mancare in questo libro. In sostanza si tratta di inventare dieci frasi che descrivano ciascuna un aspetto importante della vita come se ossessioni, ansia o depressione non esistessero. Può trattarsi per esempio della quotidianità domestica o lavorativa, della vita di famiglia, del tempo libero, del contesto abitativo o delle relazioni d'amore. Affinché il metodo possa funzionare occorre però attenersi a queste cinque regole:

◊ Le dieci frasi non devono contenere negazioni.
◊ Devono essere usate soltanto formulazioni positive.
◊ Devono essere formulate soltanto al tempo presente.
◊ Devono essere concrete.
◊ Le affermazioni devono essere "concretizzabili autonomamente".

Per quanto riguarda le negazioni, ne abbiamo già parlato diffusamente nel paragrafo 1.2. Ne consegue che bisognerebbe imparare a formulare soltanto frasi positive. In altre parole, la frase: «Vorrei riuscire presto a poter uscire di casa senza pensieri ossessivi» dovrà diventare: «Lascio casa mia di buon umore e mi sento sicuro e a mio agio». La nuova frase è formulata positivamente e al tempo presente. Questo è importante, perché di solito il cervello riesce a realizzare più in fretta ciò che formula al presente.

Essere concreti significa che si devono descrivere singole situazioni e non condizioni generali. Di un: «Me la passo bene» le vostre cellule grigie non sanno che farsene rispetto alla frase assai più concreta sull'uscire di casa. La quinta regola ruota sul fatto che la versione di una vita migliore non deve dipendere da altri. Se per esempio da tempo non siete più in grado di avere una relazione a causa del vostro DOC dovreste formularla in questo modo: «Ho una bella storia d'amore con un compagno attraente e amorevole». Non è consentita, invece, una frase del genere: «Ho una bella storia d'amore con quel bel vicino della casa accanto», perché fa dipendere la realizzazione del vostro desiderio da un'altra persona, il che è sbagliato sotto due aspetti. Da una parte perché magari il vicino è già innamorato di qualcun altro, e dall'altra perché concentrandovi su una determinata persona escludete la possibilità di vedere altri potenziali compagni che potrebbero essere molto più adatti a voi.

Dal momento che il disturbo da controllo di Ute si limitava alla sua macchina e per fortuna non si era trasferito ad altri oggetti come porte di casa o interruttori della luce, non ebbi neppure bisogno di ricorrere a dieci frasi, ma me ne bastò una soltanto, e precisamente:

«Chiudo una volta l'auto con la massima accuratezza e poi continuo serenamente la mia vita».

Affinché questa frase potesse sviluppare il più in fretta possibile il suo pieno potenziale, però, Ute doveva ancorarla nel cervello in un modo ben preciso.

La tecnica dei cinque canali sensoriali

Se Ute si fosse limitata a pronunciare la sua frase, probabilmente non avrebbe avuto alcun effetto, o ne avrebbe avuto uno assai minore. Invece, dal momento che seppe sfruttare la tecnica dei cinque canali sensoriali, riuscì a superare completamente il suo disturbo da controllo nel giro di poche settimane. In questa particolare forma di training mentale tutte le sere prima di addormentarsi si elabora una delle frasi del metodo delle dieci frasi su cinque livelli diversi, concentrandosi il più possibile a turno su un solo canale sensoriale. Idealmente si inizia con la VISTA.

E dunque, che cos'è che vede Ute quando chiude la sua macchina con la massima accuratezza una volta soltanto e poi continua la sua vita senza pensieri? È facile che sia la chiave nella mano, che usa una volta soltanto mentre le frecce dell'auto le segnalano che tutte le portiere sono ben chiuse. Oppure la borsa, in cui poi la chiave sparisce per un bel po'. Ma entra in gioco anche quello che le sta intorno, l'ambiente in cui si muove a passo spedito. E lo stesso la sua meta, che adesso raggiunge molto più in fretta di prima.

Quando avrà elaborato consciamente tutti i dettagli visivi, e senza aver dovuto usare la chiave anche una seconda o una terza volta, Ute può passare al canale uditivo, quindi all'UDITO. Che rumori sente quando sbatte la portiera e poi la chiude una volta soltanto? Quale dialogo interiore porterebbe avanti non appena fosse sicura di avere superato la sua compulsione? All'inizio magari qualcosa del tipo: «Oh, fantastico, finalmente mi sono sbarazzata di questa mania». Poco dopo non ci penserebbe più, ma sarebbe già proiettata con la mente a quello che l'aspetta. Magari un appuntamento con una buona amica oppure un po' di shopping? E anche qui, ci sarebbe parecchio da sentire: «Speriamo che [l'amica] abbia fatto di nuovo quella cheesecake squisita». Oppure, se sta andando a fare shopping: «Speriamo che i miei pantaloni preferiti siano ancora in saldo». E naturalmente Ute può sentire anche il rumore dei propri passi sull'asfalto, il cinguettio degli uccelli e il vivace rumore del traffico. Quello che invece NON deve immaginare a livello uditivo sono le risatine delle altre macchine che prendono in giro Luzi, perché il cervello deve attivare questo dialogo interiore soltanto nel caso in cui chiuda la macchina più volte, un'attività del tutto incompatibile con il metodo delle dieci frasi.

Il terzo canale, quello del TATTO, riguarda sia tutto quello che si può percepire toccandolo sia le emozioni con cui si affronta la vita. Che cosa si prova quando si riesce a superare da soli una compulsione fastidiosa? Probabilmente un misto di felicità e orgoglio. Quali sensazioni danno la chiave della macchina nella mano, la borsa, la cheesecake dell'amica o i pantaloni preferiti comprati in saldo?

Per quanto riguarda l'OLFATTO, durante il suo esercizio Ute avvertirà l'odore della sua auto nuova. E di sicuro anche l'odore dell'ambiente ha un suo ruolo, a seconda della stagione dell'anno in cui si svolge la fantasia. Perciò magari d'estate sarà l'odore dell'erba appena falciata, oppure il profumo indossato quella mattina. E se nella sua mente Ute ha appuntamento con l'amica, di certo ricorderà il profumino della cheesecake appena fatta o anche l'aroma del buon caffè che l'amica le ha preparato.

Per il GUSTO rientrano in gioco il dolce e il caffè, ma questa volta sarà il ricordo di quello che può stimolare il palato. Per poter coinvolgere attivamente anche questo canale, consiglio ai miei pazienti di inserire nel metodo delle dieci frasi situazioni in cui si mangia o si beve qualcosa. E nel caso in cui non abbiate più mangiato fuori da tempo per paura dei germi, almeno una delle vostre dieci frasi dovrà contenere un pranzo al ristorante, in cui potrete tornare ad assaporare tutto quanto con gusto e allegria.

Quello che si può creare con la mente si può anche distruggere con la mente

Come abbiamo già detto, il metodo delle dieci frasi e la tecnica dei cinque canali mirano ad abituare il vostro cervello a un comportamento nuovo. Forse non è ancora realizzabile nella realtà, ma di solito con un po' di pazienza e di esercizio nella mente funziona già piuttosto bene. Anche se magari non ci crederete, la sola idea di poter tornare a fare tutto nella vita come se il vostro disturbo ossessivo-compulsivo non fosse mai esistito attiva nel cervello una trasformazione strutturale. Più nella mente vi liberate da ogni ossessione più le compulsioni si riducono in fretta anche nella realtà fino a scomparire del tutto, perché soltanto qualcosa che si riesce a immaginare si può anche realizzare passo dopo passo nella vita reale.

Disturbi da controllo gravi

Non sempre un disturbo da controllo si supera così facilmente come nel caso di Ute. A lei sono bastate due sedute soltanto e tre settimane di lavoro intenso con il metodo delle dieci frasi per riuscire a riprendere a vivere senza ossessioni.

Nel caso di un'altra paziente, invece, abbiamo impiegato quasi un anno prima che riuscisse a tenere a bada la sua ossessione al punto da poter condurre una vita vagamente normale.

Quando nel febbraio del 2020 la signora S. venne nel nostro studio il suo disturbo da controllo le aveva già procurato grossi danni. Le aveva fatto perdere il lavoro, suo marito se ne era andato di casa e le aveva chiesto il divorzio e persino la figlia già adulta non voleva avere più niente a che fare con lei. Non poteva e non voleva più restare a guardare mentre sua madre si isolava sempre di più a causa delle sue azioni compulsive. Il disturbo da controllo della signora S. si esprimeva sostanzialmente nella paura costante di non riuscire a spegnere bene qualche elettrodomestico con la conseguenza di danni disastrosi. Nella nostra prima seduta la paziente riferì che solo per assicurarsi di avere davvero spento i fornelli impiegava dai quindici ai venti minuti. Un anno prima le bastava ancora fissare per un minuto tutti i fornelli per essere sicura che fossero spenti, ma ormai era arrivata al punto di dover toccare tutte le manopole per verificare anche con il tatto che fossero nella posizione giusta. Quindi procedeva a un nuovo controllo visivo, perché toccando le manopole poteva averne inavvertitamente ruotata una. Il penultimo passo consisteva nell'appoggiare tutte e due le mani su ciascuno dei fuochi per sincerarsi anche così che non ci fossero fonti di calore. Per ognuno dei fuochi doveva contare sottovoce fino a sessanta prima di poter allontanare la mano.

Se la procedura di controllo veniva interrotta, per esempio dallo squillo del telefono, doveva ripetere daccapo l'intero rituale. Se invece riusciva a concluderlo, alla fine scattava una foto di tutti i fornelli e poi ancora un'altra di ogni singola manopola. Soltanto così riusciva poi a fare una breve scappata fuori di casa, magari per andare al supermercato. Per strada, poi, doveva sincerarsi perlomeno altre tre volte con un'occhiata alle foto che in casa fosse davvero tutto spento. La sera, prima di andare a letto, cancellava le foto per avere sottomano sempre soltanto quelle aggiornate dell'ultima situazione.

Se la signora S. doveva stare fuori casa più a lungo, anche queste misure non bastavano più. Per mettersi in viaggio doveva portarsi dietro tutti gli elettrodomestici più piccoli capaci di generare calore, per esempio asciugacapelli, tostapane o ferro da stiro. Soltanto quando tutto era riposto al sicuro nel bagagliaio poteva avere la quasi certezza che in sua assenza la sua casa non avrebbe preso fuoco.

Il fallimento delle istanze critiche

L'andamento del DOC della signora S. era talmente spiccato che tutte le istanze critiche fallivano una dopo l'altra. Se in precedenza le bastava soltanto fissare le manopole dei fornelli per un minuto, in seguito non le era più sufficiente neppure il controllo aggiuntivo fatto con la mano.

A livello di struttura per me si presentavano tre domande: prima di tutto, com'era arrivata a non fidarsi più delle proprie percezioni? Secondo: perché non riusciva a imprimere nella memoria il risultato dei suoi rituali di controllo in modo che il ricordo le desse sicurezza?

E terzo: le azioni compulsive stavano dilagando sempre di più oppure c'erano anche momenti in cui riusciva a tenerle a bada? E se sì, da dove nascevano queste eccezioni alla regola?

Alla ricerca dell'eccezione

Mentre all'inizio le prime due domande per me rappresentavano ancora un mistero, la risposta alla terza ci fece fare subito un grosso passo in avanti. Già durante il nostro primo incontro ebbi modo di constatare che la signora S. aveva un'intelligenza straordinaria.

Tanto la sua mente quanto i suoi sensi funzionavano in maniera impeccabile. Riusciva senza difficoltà a comprendere in fretta questioni complicate e anche a dare il proprio contributo con pensieri profondi. Per questo ipotizzai che la sua precedente vita lavorativa e la sua quotidianità attuale non riuscissero a impegnarla e a stimolarla quanto le sarebbe stato necessario. Soltanto le numerose e dispersive compulsioni tenevano sempre impegnato il suo efficientissimo cervello.

In psicoterapia in questi casi si parla di *secondary morbid gain*, guadagno secondario. Secondario perché è vero che primariamente la paziente soffriva per le sue compulsioni, ma a un secondo livello queste rappresentavano un vantaggio di cui forse non era consapevole neppure lei: la tenevano occupata.

Per verificare il mio sospetto le domandai se ci fossero anche momenti in cui il suo disturbo da controllo era assai meno spiccato del consueto, e in effetti c'erano situazioni in cui riusciva a dimenticarlo anche per un paio d'ore, ma ciò avveniva soltanto se era affascinata a tal punto da una novità da dedicarvisi escludendo tutto il resto. Ad esempio mi parlò di una app per l'elaborazione di immagini che aveva scaricato da poco sul suo cellulare. Tra le vecchie foto da bambina della figlia c'erano tanti scatti belli che però spesso erano troppo mossi o sfuocati per poterli incorniciare e appendere. Invece grazie al ricorso all'intelligenza artificiale la app riusciva a creare come per magia fotografie nitide anche dai ritratti più tremolanti. Aveva trascorso quasi un intero fine settimana a lavorare sulle vecchie foto e per quanto le sembrasse strano in quell'arco di tempo non aveva avuto alcun problema a ridurre ampiamente tutti i suoi soliti rituali di controllo.

Ogni volta che in un paziente scopro che esistono anche eccezioni ai suoi consueti rituali compulsivi gli consiglio di sforzarsi di puntare a traguardi nuovi, perché spesso non soltanto nei pazienti ansiosi, ma anche in quelli ossessivo-compulsivi perseguire un obiettivo offre possibilità straordinarie di sbloccare finalmente una struttura compulsiva sclerotizzata.

Lavoro sugli obiettivi vs. terapia di esposizione

Per i pazienti ossessivo-compulsivi, come per gli ansiosi, offrire al cervello un nutrimento "migliore" può essere molto utile. Anziché spingere il soggetto a sforzarsi di ridurre la frequenza delle sue azioni compulsive, spesso è molto più vantaggioso indurlo a fissarsi obiettivi nuovi. Anche in questo caso il metodo delle dieci frasi è validissimo, perché in linea di massima fissarsi grandi obiettivi significa visualizzare una vita migliore. E la signora S. aveva un gran bisogno di recuperare la propria vita. Già il matrimonio con il suo prossimamente ex marito era tutt'altro che armonioso. Si aggiunga poi che a causa della gravidanza aveva interrotto gli studi universitari e non li aveva mai più ripresi, svolgendo per anni e anni soltanto lavori monotoni per contribuire al bilancio familiare. La prima volta che le accennai ai nuovi obiettivi, lì per lì non riuscì a pensare a niente, perciò l'aiutai chiedendole se non desiderasse una relazione buona e felice. Al che esclamò d'istinto:

«Certo che vorrei finalmente una relazione degna di questo nome, ma chi vuole che mi prenda, così piena di complessi come sono?»

Lei dava per scontato di dover guarire prima di poter essere in grado di avere una relazione, ma forse invece era vero proprio il contrario. Perlomeno nel caso dei pazienti ansiosi spesso abbiamo avuto modo di constatare che il disturbo d'ansia spariva non appena il soggetto si innamorava di nuovo. Non per niente il mio primo libro, *Liberati dall'ansia e dagli attacchi di panico con il metodo Bernhardt*,[8] termina con una constatazione basata sulle esperienze positive di molti ex pazienti ansiosi:

«Non occorre stare bene per iniziare a vivere la vita che si vuole, ma occorre iniziare a vivere la vita che si vuole per riuscire finalmente a stare bene».

---

[8] Bernhardt, Klaus, *Liberati dall'ansia e dagli attacchi di panico*, op. cit.

Cosa c'è di più forte della compulsione?

A parte ansia e compulsioni, poche cose tengono impegnato il cervello umano più dell'amore, della passione e di un sincero entusiasmo. Che sia per un'altra persona, per un nuovo impegno o per una app rivoluzionaria è indifferente: tutto ciò che affascina più del desiderio di controllare interruttori, porte di casa, rubinetti o elettrodomestici funziona benissimo per muovere i primi e decisivi passi in direzione della salute.

Nel caso della signora S. riuscii a convincerla a iscriversi a un sito di incontri. Dato che a cinquantatré anni era una donna ancora molto attraente, iniziò presto un intenso scambio di messaggi e di mail con un potenziale interesse, ma occorsero comunque ancora parecchi mesi prima che si sentisse finalmente pronta a incontrare qualcuno nella vita reale. Ciò che cambiò all'istante, tuttavia, fu il suo disturbo da controllo. La sensazione di essere di nuovo desiderata e il fitto scambio di idee con gli uomini più disparati fece sì che nel giro di pochissimo tempo la sua attenzione si spostasse su cose diverse. Anche se continuava a controllare tutti gli elettrodomestici, ora però le bastava di nuovo soltanto un minuto di intensa verifica visiva per raggiungere la sicurezza desiderata. Il resto del tempo preferiva passarlo in chat con uno qualsiasi dei suoi affascinanti spasimanti.

A parte ansia e compulsioni, poche cose tengono impegnato il cervello umano più dell'amore, della passione e di un sincero entusiasmo.

Quindi la convinsi a cercarsi un nuovo lavoro. A suo tempo aveva studiato per diventare insegnante, ma dopo il primo biennio a indirizzo tecnico aveva rinunciato per dedicarsi alla figlia.

Scoprì che a causa della grave carenza di insegnanti ormai nella sua regione venivano ammessi all'insegnamento anche i diplomati tecnici, per cui per ottenere un posto era sufficiente anche il suo titolo di studio. Un ulteriore sollievo fu rappresentato dal fatto che per via delle misure anti-Covid per molti mesi le lezioni si sarebbero tenute ancora soltanto online, il che significava poter lavorare anche da casa, e questo facilitava ulteriormente la situazione.

Tuttavia nei primi tempi non riuscì a eliminare il disturbo ossessivo-compulsivo in maniera definitiva. Soltanto quando trovammo per caso la risposta alle prime due domande riuscì a liberarsi del tutto di ogni compulsione.

Il pezzo mancante del puzzle

Anche durante la nostra quarta seduta non ero ancora riuscito a scoprire come mai la mia paziente non si fidasse più delle proprie percezioni, e neppure avevo chiarito perché non riuscisse a imprimere nella memoria l'esito dei suoi rituali di controllo al punto che bastasse il ricordo a darle tranquillità. Poi però in una frase casuale infilò due parole che cambiarono tutto: mancinismo corretto.

La signora S. era nata in Baviera nel 1967 e pertanto apparteneva all'ultima generazione di scolari tedeschi costretti a scrivere con la destra. In seguito tale correzione era stata vietata, perché si era scoperto che provocava tra l'altro l'insorgere di dislessia. Dal momento che già all'inizio delle mie ricerche mi ero imbattuto in uno studio dell'Università federale di San Paolo in Brasile[9] secondo cui i mancini soffrono in misura significativamente maggiore di disturbi ossessivo-compulsivi rispet-

[9] https://www.scielo.br/j/anp/a/s9yGxW7pfJcTZKYCdsyjcbT/?lang=en

to ai destrorsi, prestai subito attenzione. Mi chiesi se quella anomalia statistica non sarebbe stata ancora più accentuata se si fossero presi in considerazione soltanto i mancini che erano stati corretti. Sin dagli anni Settanta era noto che la correzione dei mancini comportava tutta una serie di problemi. In un manuale sulla psichiatria infantile e adolescenziale di quell'epoca[10] si diceva testualmente:

«A seconda dell'intensità della compulsione questa correzione del mancinismo comporta svariate conseguenze, che vanno da sintomi vegetativi a disturbi comportamentali lievi e gravi (vedi Rett et al., *Analyse einer Minderheit*, Jugend & Volk, Wien/München, 1973) fino allo scatenarsi di attacchi epilettici e depressioni gravi».

Oggi la correzione dei mancini viene giuridicamente considerata una lesione personale, magra consolazione per tutti coloro per i quali tale valutazione giunge tardiva. E ad aggravare le cose c'è il fatto che molti degli ultracinquantenni di oggi non sanno neppure quale fosse la loro mano dominante alla nascita, considerato che per molto tempo essere mancini era ritenuto un difetto e perciò veniva corretto sin dalla primissima infanzia; per cui molti semplicemente non ricordano neppure se siano davvero sempre stati destrorsi o se anche loro siano stati corretti da piccolissimi.

Dal momento che io stesso rientro nella categoria dei mancini corretti, so che cosa significhi sentirsi ripetere continuamente frasi come: «Tesoro, usa la mano bella!». Oppure: «Mi fa senso vedere come affetti il pane». Queste parole o altre simili

---

10 Eggers C., Lempp R., Nissen G., Strunk P., *Kinder und Jugendpsychiatrie*, 6. Auflage, Berlin-Heidelberg, Springer-Verlag, 1993, p. 410.

instillavano in tante menti infantili senso di colpa o vergogna, inducendole a credere che avessero qualcosa di sbagliato. E a me era andata ancora relativamente bene, visto che ero stato costretto a usare la destra soltanto per scrivere. Disegnare e fare lavoretti manuali con la sinistra mi era concesso, e io ne avevo approfittato abbondantemente.

Forse, poi, anche l'avere preso lezioni di pianoforte dai sei ai diciotto anni d'età mi aveva permesso di non soffrire troppo per la correzione, perché per fortuna il piano lo si suona con tutte e due le mani, stimolando e impegnando così tutti e due gli emisferi cerebrali.

Nel caso della signora S., invece, la correzione si era spinta assai più in là. Per molto tempo non aveva neppure saputo di essere nata mancina, lo aveva scoperto per caso soltanto a quarantaquattro anni d'età, in occasione di una visita a una zia, che l'aveva invitata per un caffè e aveva tirato fuori un vecchio album di fotografie per immergersi nei ricordi. E lì c'erano anche scatti in cui era raffigurata la signora S. da piccolissima. Sia le foto ingiallite, sia i racconti dell'anziana signora indicavano con chiarezza che durante la primissima infanzia la signora S. usava prevalentemente la mano sinistra. Quando e come in seguito fosse stata corretta, però, non lo sapevano né la zia né la signora S., e ai genitori non poteva più chiederlo, dal momento che erano già morti entrambi.

Neurobiologia della compulsione

La psicologa e psicoterapeuta Marina Neumann, autrice dell'apprezzabile volume *Natürlich mit links*,[11] si occupa da oltre vent'anni dei mancini corretti e della loro rieducazione. Neu-

[11] Neumann, M., *Natürlich mit links – Zurück zum Linkshändigkeit – Befreiter leben mit der starken Hand*, Ariston Verlag, München 2014.

mann, anch'essa una mancina corretta, visse il ritorno all'uso della mano sinistra nel 1999 come una tale liberazione che in seguito decise di specializzarsi proprio in questo campo. Da allora nel suo studio di Berlino ha rieducato centinaia di mancini corretti, aiutandoli così a sviluppare il loro pieno potenziale.

Quando la intervistai per questo libro, mi raccontò che prima della rieducazione i suoi pazienti avevano sofferto di ansia, depressione e DOC in misura superiore alla media. Per la maggior parte erano già stati in terapia per questo motivo, ma perlopiù senza successo.

Durante la rieducazione, invece, moltissimi di loro erano riusciti a risolvere una volta per tutte i propri problemi psicologici, il che coincideva con le esperienze che avevo fatto con la signora S. Anche a lei consigliai una rieducazione alla mano sinistra e anche nel suo caso giungemmo finalmente a una soluzione. Già dopo poche settimane riusciva sempre più spesso a ridere dei suoi pensieri ossessivi e a bloccare sempre di più il suo disturbo da controllo. Il giorno in cui riuscì a scrivere con la mano sinistra con la stessa velocità e sicurezza con cui fino a quel momento aveva usato la destra fu, a suo dire, anche quello in cui ebbe per l'ultima volta la compulsione a controllare qualcosa.

Usare la mano sinistra

Di certo la rieducazione dei mancini corretti non è il Santo Graal della terapia per i disturbi ossessivo-compulsivi, troppi sono i destrorsi che soffrono degli stessi problemi. Inoltre la lenta e attenta rieducazione richiede molta pazienza, non basta dire: «Ora fallo con la sinistra». Però vale comunque la pena tentare, tanto più che da allora nel mio studio abbiamo avuto buone esperienze in altri otto casi.

Per non parlare di Marina Neumann, che tratta già da ventidue anni i mancini corretti e ha già potuto aiutare innumerevoli pazienti a riprendere a vivere una vita libera dalle ossessioni.

Vari disturbi da controllo

Un disturbo da controllo può manifestarsi nelle forme più diverse. Per esempio una volta abbiamo avuto un paziente che aveva la necessità di controllare esclusivamente documenti importanti. Più volte al giorno verificava che carta d'identità, patente e carte di credito fossero al loro posto.

Fornelli, serrature o anche rubinetti, invece, gli erano del tutto indifferenti.

Nel trattamento di un DOC, tuttavia, a mio parere il *contenuto* del pensiero ossessivo ha un ruolo di secondo piano. È soprattutto nella *struttura* del disturbo ossessivo-compulsivo che si cela il potenziale per lasciarselo alle spalle. Renderla visibile è l'alfa e l'omega di una buona terapia, e il modo migliore per riuscirci è rispondere alle seguenti domande:

È soprattutto nella *struttura* del disturbo ossessivo-compulsivo che si cela il potenziale per lasciarselo alle spalle.

◊ COME si manifesta il disturbo da controllo? Più a livello uditivo, più a quello visivo oppure i due canali sensoriali sono coinvolti nella stessa misura?

◊ DOVE avviene all'interno della testa? E nel caso in cui la compulsione si basi solamente su sensazioni, di quali sensazioni stiamo parlando, e DOVE o COME vengono percepite?

È solo questione di sensazioni?

Può succedere che il paziente sia convinto che nella nascita delle sue compulsioni non svolgano alcun ruolo né immagini né dialoghi interiori. «C'è soltanto questa sensazione sgradevole e per farla sparire devo soddisfare la compulsione». Se si insiste un po', tuttavia, spesso viene fuori che in realtà una causa a livello uditivo o visivo c'è davvero, ma si tratta di un processo interiore talmente rapido che molti ne percepiscono consciamente soltanto le sensazioni. In questo caso prima di ogni nuova azione compulsiva sarebbe importante guardarsi dentro e verificare se per la testa non sia passato un: «Accidenti!» o un: «Oh, no!». A volte, infatti, anche un dialogo interiore così breve può bastare a mettere in moto una reazione a catena che sfocia in un'azione compulsiva. O forse c'è stata soltanto un'immagine fuggevole apparsa nella mente per una frazione di secondo. Di qualunque cosa si tratti, sforzatevi di percepire consciamente questi fattori scatenanti, perché solo così potrete approfondire la vera struttura delle vostre compulsioni per poi utilizzare con successo le tecniche descritte in questo libro.

Ma se non doveste fare progressi, niente paura, perché anche le sensazioni di cui cercate di liberarvi con l'aiuto delle azioni compulsive hanno un loro livello strutturale, e così come si possono superare le fantasie con controfantasie, anche le sensazioni spiacevoli si possono combattere con le relative controsensazioni.

Combattere le sensazioni con le controsensazioni

I pazienti ossessivo-compulsivi non soffrono soltanto a livello mentale, ma anche a quello fisico. Spesso i sintomi sono simili a quelli di un disturbo d'ansia: agli inizi di un DOC forte tremito, sudorazione o crampi allo stomaco provocano nel paziente il timore di soffrire di una grave malattia fisica. In realtà, invece, di solito tutti questi sintomi hanno una causa psicosomatica, e gli organi coinvolti sono del tutto sani. Che a influire sul corpo basti la psiche lo si evince già dal termine "psicosomatico", perché quel *soma* in mezzo alla parola deriva dal greco e significa appunto "corpo". Dal punto di vista tecnico, il meccanismo è dovuto al rilascio di determinati neurotrasmettitori, per esempio adrenalina o istamina: la prima provoca il tremito, la seconda le vampate di calore e il malessere allo stomaco.

I pazienti ossessivo-compulsivi non soffrono soltanto a livello mentale, ma anche a quello fisico.

Ma se in un fisico sano il cervello può mettere in moto processi biochimici che causano un ventaglio di sensazioni sgradevoli, deve essere possibile anche bloccarli a livello psicosomatico. Il legame tra corpo e mente, infatti, non è una strada a senso unico percorribile in una sola direzione, e si può influire sul corpo soltanto con la forza dei pensieri.

Riconoscere e invertire la struttura delle sensazioni

Di norma con un po' di pratica è possibile intervenire positivamente sui sintomi fisici sgradevoli a vari livelli. In parole povere si può dire che le sensazioni negative si possono bloccare con adeguate controsensazioni immaginarie. Basta infatti la sola idea di provare sensazioni opposte per attivare nel cervello il rilascio di neurotrasmettitori diversi: al posto di adrenalina e istamina, per esempio, l'organismo secerne noradrenalina e dopamina, vale a dire esattamente i neurotrasmettitori necessari per rendere reali sensazioni che in origine erano soltanto immaginarie. È così tra l'altro che si spiegano le "profezie che si autoavverano", dietro le quali di solito non si cela altro che il processo neurobiologico che vi ho appena illustrato.

Annullare le sensazioni con le controsensazioni

Le controsensazioni, come dice il nome, sono sensazioni che sono il più possibile l'opposto della sensazione di cui vi volete liberare. Il bello di lavorare con le controsensazioni è che funzionano soltanto con la forza del pensiero. Tranquilli, non è così complicato come sembra. Per aiutarvi a trovare controsensazioni adatte vi ho stilato un elenco di proprietà delle sensazioni che si presentano con maggiore frequenza. Si tratta di:

Il bello di lavorare con le controsensazioni è che funzionano soltanto con la forza del pensiero.

- ◊ Direzione: per esempio un brivido vi corre giù per la schiena o la sensazione di freddo va dal basso verso l'alto?
- ◊ Temperatura: provate più caldo o più freddo?
- ◊ Peso: una cosa vi sembra pesante come piombo o leggera come una piuma?
- ◊ Pressione: il senso di oppressione (per esempio allo stomaco) è acuto come una coltellata o è più pesante, magari come un sacco di cemento che vi schiaccia?
- ◊ Tensione: la sensazione si contrae o si allunga?
- ◊ Luminosità e colore: a una sensazione associate spontaneamente una luminosità o un colore? E nel caso, quale?

Le ultime due non sono tanto proprietà di una sensazione quanto piuttosto associazioni che alcuni collegano a determinate percezioni, ma possono essere comunque utili per immaginare una controsensazione nel modo più efficace possibile.

La prima volta che affronto con un paziente il discorso delle controsensazioni e spiego che è sufficiente immaginarle vedo facce dubbiose. È prevedibile, perché molti di noi sono stati condizionati sin da piccoli a confidare in primo luogo nel potere terapeutico dei preparati farmacologici. Che i pensieri possano essere altrettanto benefici, e addirittura privi di fastidiosi effetti collaterali, per molti è semplice superstizione o paccottiglia spirituale.

E lo stesso valeva per il paziente di cui voglio parlarvi nel prossimo esempio. Al nostro primo colloquio il sessantacinquenne mi aveva detto che ogni volta che cercava di reprimere una compulsione avvertiva di colpo crampi allo stomaco.

Paziente: «Ho già provato un sacco di volte a reprimere la compulsione di accendere e spegnere otto volte tutti gli interruttori della luce, ma ogni volta provo un tale crampo allo stomaco che mi viene la nausea. Riesco a liberarmi di quella sensazione soltanto se controllo con la massima attenzione che sia tutto a posto. Solo allora lo stomaco si rilassa di nuovo e posso dedicarmi ad altre cose».

Io: «Per piacere, mi spieghi che sensazione prova esattamente».

Paziente: «È come se di colpo il mio stomaco si restringesse alla metà e diventasse pesante come piombo».

Io: «Parla di piombo: quale colore associa spontaneamente al riguardo? E che mi dice della temperatura? In quei momenti prova caldo o freddo alla pancia?».

Paziente: «Il colore è un grigio-nero spento, e poi sento sempre un gran caldo».

Io: «Ottimo, così abbiamo già quattro livelli su cui lavorare. La prossima volta che cercherà di soffocare una compulsione e avrà di nuovo quei crampi cerchi di immaginare nel modo più vivido possibile lo stomaco che si gonfia come un palloncino. È un palloncino bianco come la neve che si riempie di aria polare gelida. Ma dal momento che come tutti sanno l'aria non pesa quasi niente, via via che il palloncino si gonfierà il suo stomaco diventerà sempre più leggero».

PAZIENTE: «E questo dovrebbe aiutarmi? Sul serio? Se fosse così facile, non avrei bisogno di rivolgermi a un terapeuta».

IO: «E lei da dove la ricava tutta questa certezza che non possa essere facile? A quanto ne so io, non ha mai utilizzato prima questo metodo. Anche se le riesce difficile immaginarlo, la psicosomatica funziona in entrambe le direzioni. Se le compulsioni possono nascere così facilmente con pensieri sbagliati, perché non dovrebbe essere possibile anche il contrario? Il suo cervello reagisce con processi biochimici a tutto quello che immagina in maniera vivida. Ci provi, in fondo non ha niente da perdere. Se funziona, avrà una possibilità nuova di mettere fine alle compulsioni. E se non funziona, svolga i suoi rituali di controllo come fa di solito».

Alla seduta seguente il paziente mi riferì quanto fosse rimasto sorpreso nel constatare che con questo metodo era davvero riuscito a ridurre i crampi allo stomaco, ma l'effetto aveva avuto una durata brevissima e per continuare a reprimere il dolore aveva dovuto tornare a concentrarsi sui controimpulsi.

Concordammo che di lì al nostro appuntamento successivo avrebbe impiegato i controimpulsi sino a dimezzare come minimo le azioni compulsive quotidiane. Inoltre elaborammo anche un paio di obiettivi adeguati per l'impiego del metodo delle dieci frasi.

Era un aspetto da non sottovalutare, perché se in una fase di cambiamento di tale portata il cervello non riceve un "nutrimento" migliore le misure terapeutiche possono finire per introdurre nuove compulsioni. Così, ad esempio, una volta il mio paziente mi spiegò che il suo precedente terapeuta gli aveva consigliato di fare una passeggiata ogni volta che si sorprendeva a compiere un'azione compulsiva. Il che funzionava anche, solo che l'uomo aveva finito per ritrovarsi costretto ad andare a passeggio, e nel complesso questo finiva per costargli più tempo della compulsione di cui voleva sbarazzarsi.

È per questo motivo che le contromisure terapeutiche non devono limitarsi a essere una semplice distrazione: l'obiettivo è dirottare l'energia insita in una compulsione in modo tale da utilizzarla per conquistare una vita migliore e più facile. E dal momento che di solito il potere che si cela nelle compulsioni è enorme, vale la pena usare il metodo delle dieci frasi per fissarsi grandi obiettivi, perché più un obiettivo è auspicabile, più è facile indirizzare finalmente l'energia sui binari giusti.

Liberarsi passo passo dalla compulsione con i controimpulsi adatti

Chi soffre di un DOC compie azioni compulsive soprattutto perché gli procurano sollievo, perlomeno per un certo tempo. Tuttavia per ridurre e addirittura eliminare del tutto molte delle sensazioni negative che si provano esiste anche un altro modo. Bastano infatti un po' di concentrazione e di pratica e anche i controimpulsi di cui abbiamo parlato possono avere lo stesso effetto calmante dell'esecuzione di azioni compulsive.

Per facilitarvi l'approccio al lavoro con i controimpulsi ho compilato un elenco di sintomi fisici che accompagnano di frequente i disturbi ossessivo-compulsivi e che sono facil-

Chi soffre di un DOC compie azioni compulsive soprattutto perché gli procurano sollievo.

mente riducibili grazie ai controimpulsi, tutti sperimentati e già impiegati spesso con successo dai nostri pazienti. L'essenziale, però, è dosare il metodo con precisione e mettere fine all'esercizio non appena sensazioni e controimpulsi si saranno annullati a vicenda. Se la sensazione originaria ritorna, ripetete il controimpulso senza esagerare finché non sarà sparita di nuovo. Di solito all'inizio occorrono un paio di tentativi per trovare la giusta dose per il controimpulso. Lo scopo è sempre quello di provare una sensazione per quanto possibile neutrale, cioè che per esempio non sia troppo calda o troppo fredda, ma si stabilizzi esattamente alla temperatura adeguata per voi.

Di solito all'inizio occorrono un paio di tentativi per trovare la giusta dose per il controimpulso.

Sintomi tipici che accompagnano un disturbo ossessivo-compulsivo

Sensazione oscillatoria

In caso vi troviate a ondeggiare da sinistra a destra è utile immaginare di ondeggiare avanti e indietro. Se invece ondeggiate avanti e indietro, immaginate di ondeggiare lateralmente.

Sensazione di avvitamento

Fate attenzione a come roteate e sforzatevi di immaginare una rotazione in senso contrario. Se la rotazione avviene in senso orario, immaginate per esempio una giostra che gira in senso antiorario.

Sensazione di cadere

Se avete la sensazione di essere sul punto di cadere, fate attenzione al verso. Cadete in avanti o all'indietro, verso sinistra o verso destra? Quindi immaginate che qualcuno vi tiri o vi spinga nella direzione opposta.

Formicolio a gambe e braccia

Se avete la sensazione di avere formiche che vi camminano giù per gambe e braccia, invertite mentalmente il percorso delle formiche e lasciate che risalgano gli arti. Se la sensazione è di calore, immaginate di caricare un grosso cubetto di ghiaccio sul dorso di ogni formica: in questo modo per eliminare la sensazione sgradevole potete lavorare su due livelli.

Vampate di calore

Se vi sentite investire da una vampata di calore, immaginate di stare sotto una doccia gelata. L'acqua vi scorre addosso rinfrescandovi e sconfiggendo il calore.

Oppressione al petto

Spesso l'oppressione al petto viene descritta come una cintura che stringe troppo il tronco. In questo caso è utile immaginare che esista davvero una cintura e che possiate scioglierla. Più immaginate di afferrarla, di estrarre l'artiglione di metallo dal foro nel cuoio e di slacciare la cintura, più i prossimi respiri saranno facili.

Tremore

In un certo senso il tremore è un caso speciale, perché qui per liberarsi dell'inquietudine non serve un controimpulso, bensì un incremento. La prossima volta che vi sentirete tremare, sforzatevi consciamente di tremare ancora di più. Più lo farete, più constaterete che i movimenti diventano sempre più sottili sino a scomparire del tutto. Si tratta di un fenomeno che forse conoscete già dalla fisica. Quando gli oggetti oscillano con un ritmo regolare – e in linea di massima il tremito è esattamente questo – ciò avviene con una frequenza ben determinata. Maggiore è la frequenza più aumentano i movimenti al minuto e più diminuisce il raggio di movimento. A un certo punto l'oscillazione sarà così rapida che non si percepirà più il movimento come tale e l'oggetto sembrerà immobile. Lo stesso effetto si instaura quando non si prova più a soffocare il tremore, ma anzi, si fa il possibile per tremare volutamente ancora di più. Provateci e magari accadrà quello che è successo a una nostra paziente, che di recente ci ha inviato questa bella e-mail:

> Un ringraziamento di cuore a tutto il team dell'Institut für moderne Psychotherapie: il solo consiglio di "sforzarsi di tremare più in fretta" mi è stato più utile di tutto quello che ho provato finora in terapia, perché ormai riesco a ridurre in pochi secondi l'inquietudine che si manifesta sempre con il tremito. È vero che ancora non riesco a ignorare del tutto la mia compulsione a lavarmi, ma funziona straordinariamente spesso. Resisto e confido che presto riuscirò a superare le mie compulsioni.
>
> Cordiali saluti,
> Carla S. di Brema

3.5 Il disturbo ossessivo-compulsivo da ordine

Nel caso del disturbo ossessivo-compulsivo da ordine il soggetto prova il forte bisogno di creare un equilibrio armonioso nel suo ambiente. Oggetti sulla scrivania, libri sullo scaffale o provviste in cucina vengono così sistemati in ordine perfettamente simmetrico. Molti esperti ritengono che questa tendenza compulsiva all'ordine e alla simmetria sia una specie di soddisfazione vicaria per il fatto che il paziente non riesce a tenere sotto controllo il suo caos interiore. Se ciò sia vero per tutti i disturbi ossessivo-compulsivi da ordine non saprei dirlo, tuttavia abbiamo già avuto diversi casi in cui le tecniche per arrivare a un maggior ordine interiore si sono dimostrate utili anche per ridurre ampiamente o addirittura cancellare una volta per tutte la compulsione all'ordine.

Caso di studio

La signora P. era una trentenne che aveva sempre avuto difficoltà a prendere decisioni. Più la questione era importante, più doveva soppesare i pro e i contro di ogni opzione e pertanto le riusciva sempre più difficile decidere qualcosa. Spesso chiedeva consigli ad altri, ma ascoltare pareri differenti la mandava ancora di più in confusione. Nei periodi in cui si sentiva particolarmente insicura si sorprendeva spesso costretta a disporre gli oggetti nel suo appartamento in un ordine ben preciso. Per qualche motivo la disposizione simmetrica delle cose intorno a lei l'aiutava a ritrovare un po' di calma e sicurezza. Così, per esempio, risistemava i giornali nel portariviste non soltanto per data di pubblicazione, ma allineandone perfettamente i bordi. Se poi mancava un numero veniva colta da una tale inquietudine che non si placava finché non lo aveva trovato e aveva messo anche quello al posto giusto.

Neppure lei sapeva dire quando esattamente la situazione le fosse sfuggita di mano, l'unica cosa certa era che ormai le azioni compulsive avevano preso tanto spazio che altri impegni importanti rimanevano indietro.

Dopo che i familiari l'avevano costretta a ricorrere a uno specialista, nel 2017 si era rivolta a uno psichiatra della sua zona, il quale le aveva diagnosticato un disturbo ossessivo-compulsivo e senza starci troppo a pensare le aveva prescritto un antidepressivo SSRI, un acronimo che sta per "inibitori selettivi della ricaptazione della serotonina", il cui meccanismo è evidente dal nome. Si tratta infatti di una classe di farmaci che rilasciano un maggior quantitativo di serotonina nel cervello del soggetto per procurare un senso di soddisfazione e rilassatezza.

Ed effettivamente grazie a quelle pillole la signora P. aveva ritrovato un po' di calma. Tuttavia le azioni compulsive non erano svanite, anche se perlomeno non erano peggiorate. Che poi questo fosse dovuto davvero all'incremento del livello di serotonina ne dubito molto, perché riuscì a superare davvero il suo DOC soltanto quando rinunciò del tutto ai farmaci e li sostituì con due metodi di autoterapia, uno per trovare in fretta la tranquillità in caso di pensieri che la inquietavano e l'altro per riuscire a prendere rapidamente anche decisioni difficili.

Prima però che vi dica di quali metodi si tratti permettetemi di aggiungere ancora qualche parola sulla farmacoterapia con cui la signora P. aveva tentato inutilmente di liberarsi delle sue fastidiose compulsioni.

Una fake news vecchia di sessantacinque anni

Il 6 settembre 1957 lo psichiatra Roland Kuhn presentò il primo antidepressivo al congresso mondiale della psichiatria a Zurigo.[12] Si chiamava Imipramina e sembrava aiutasse i soggetti depressi a uscire finalmente dal loro abisso psicologico. L'inibizione della ricaptazione delle monoamine nelle terminazioni nervose aumentava la concentrazione di serotonina e noradrenalina nel plasma, il che a sua volta aveva un effetto antidepressivo. E se si parte dal presupposto che alla base dei disturbi

[12] https://www1.wdr.de/stichtag/stichtag-erstes-antidepressivum-vorgestellt-100.html

psichici ci sia davvero una carenza di serotonina, il tutto avrebbe perfettamente senso. Purtroppo però c'è un piccolo problema: la cosiddetta "ipotesi della serotonina" non è mai stata dimostrata, anche se la rete è piena di articoli specialistici che riconducono problemi psichici di ogni tipo proprio a una carenza di questo neurotrasmettitore.

L'ipotesi della serotonina è pertanto una delle fake news di maggior successo della nostra epoca. Da sessantacinque anni a crederci non sono soltanto molti medici generici, ma persino psichiatri e psicoterapeuti, e ciò nonostante le prove contro tale ipotesi siano ormai schiaccianti. Anche soltanto il fatto che dal 2012 in Germania sia stato approvato un antidepressivo chiamato Tianeptina dimostra quanto sia insensata l'idea che la causa dei problemi psichici sia da ricondursi a una carenza di serotonina. Questo farmaco, infatti, funziona proprio perché fa il contrario di quello che sembrerebbe così utile negli altri antidepressivi. Anziché aumentare il livello di serotonina, la Tianeptina ne riduce la concentrazione nelle sinapsi, ottenendo però un effetto analogo.

La rete è piena di articoli specialistici che riconducono problemi psichici di ogni tipo alla carenza di serotonina.

Una bella sintesi del divario tra l'opinione corrente sugli antidepressivi e l'effettivo stato della ricerca è stata pubblicata dallo psicologo Thorsten Padberg già nel 2018 sullo *Psychotherapeutenjournal*.[13] Questo articolo, molto esaustivo e approfondito, merita di essere letto non soltanto dai colleghi che lavorano in ambito psicoterapeutico. Anche i pazienti possono ricavarne una

[13] https://www.psychotherapeutenjournal.de/ptk/web.nsf/gfx/E3E176973112B607C1258363002F1403/$file/PTJ_4_2018_online.pdf

buona panoramica su come false premesse consolidate dettino la linea nel lavoro psicoterapeutico. Per questo motivo ho linkato in modo permanente tale articolo anche sul nostro sito. Lo trovate a questo indirizzo: www.institut-moderne-psychotherapie.de/hilfreiche-studien.

Basta soltanto pensare ai numerosi effetti collaterali degli antidepressivi,[14] tra cui insonnia, disfunzioni sessuali o incremento ponderale, per prendere in considerazione il ricorso a una terapia alternativa, tanto più che nei disturbi che danno il nome a questa categoria di farmaci, vale a dire le depressioni, l'efficacia non supera quella dei placebo.[15] Questo discorso vale per le depressioni lievi, medie e non troppo gravi. Gli antidepressivi possono indurre un lieve miglioramento dell'umore e stimolare il paziente tanto da permettergli di avvalersi di altre misure psicoterapeutiche soltanto nel caso delle depressioni gravi, il cosiddetto *major depressive disorder*. In tutti gli altri campi di impiego il rapporto costi-benefici di questi farmaci è invece assai controverso, e a mio parere del tutto motivatamente.

Calmanti e antinfiammatori

Quando chiarisco le idee dei pazienti sui reali retroscena degli antidepressivi molti mi chiedono come mai allora questi farmaci siano efficaci. La risposta è che hanno un effetto calmante e antinfiammatorio, ma anche altri farmaci assai più sopportabili manifestano la stessa efficacia. In effetti già nel 2011 una metanalisi di diversi studi[16] ha dimostrato che distur-

---

14 https://www.deutsche-apotheker-zeitung.de/news/artikel/2018/07/04/depressionen-und-schlaflosigkeit_sint_antidepressiva-schuld/chapter:2

15 https://www.psychotherapeutenjournal.de/ptk/web.nsf/gfx/E3E176973112B607C1258363002F1403/$file/PTJ_4_2018_online.pdf

16 https://www.nature.com/articles/npp2011132

bi psichici possono essere scatenati nell'organismo anche da processi infiammatori. Dal momento che in genere gli antidepressivi hanno un lieve effetto antinfiammatorio, essi possono quindi essere realmente utili, ma in modo diverso da quello pubblicizzato. Ed è così che finalmente sarebbe risolto anche il mistero del perché tali farmaci comincino a manifestare i loro effetti non prima di quattordici giorni. Se infatti la loro efficacia dipendesse davvero dal ripristino dell'equilibrio dei neurotrasmettitori, i primi riscontri degli antidepressivi si dovrebbero avere già dopo poche ore, il che non avviene per nessuno di questi psicofarmaci. Se invece funzionano perché come effetto collaterale debellano il focolaio d'infezione, allora le due settimane di attesa e gli effetti modesti sono più comprensibili.

Lo stesso vale per la funzione calmante degli antidepressivi. Dato che in generale tendono a ottenebrare leggermente il cervello, si ha un riscontro positivo anche in questo senso, ma lo stesso risultato è ottenibile anche con tranquillanti di origine vegetale. Permettetemi di spiegarvi l'esatto funzionamento con un esempio.

Immaginate di essere al cinema e di guardare un thriller mozzafiato. Lo potrete apprezzare soltanto se il film viene proiettato alla giusta velocità. Se invece lo si fa andare al rallentatore, di colpo il film perde ogni tensione e diventa semplicemente noioso. Anche il film mentale che scorre nei pensieri dei pazienti ossessivo-compulsivi procura eccitazione soltanto se al suo interno dialoghi e immagini scorrono in velocità. Se invece i processi del pensiero nel cervello sono rallentati dagli antidepressivi, di solito anche la tensione cala. Per dirla in maniera più semplice, le compulsioni esistono soltanto finché il cervello è in condizione di muoversi abbastanza in fretta. Se però se ne debba moderare la velocità proprio con farmaci riconosciuti per ogni sorta di effetto collaterale ognuno deve deciderlo da sé. E che le cose possano andare diversamente lo dimostra l'esempio della signora P.

La tecnica del rallentatore

Come abbiamo già detto, ansie e compulsioni funzionano soltanto se le fantasie che le fanno scattare scorrono nel cervello in velocità. Può essere che non riusciate ancora a stabilire quale film viene trasmesso oggi nel vostro cinema mentale, ma potete influenzare almeno la velocità di trasmissione del vostro proiettore interiore.

Ansie e compulsioni funzionano soltanto se le fantasie che le fanno scattare scorrono nel cervello in velocità.

Anche nella testa della signora P. scorreva regolarmente un programma tutt'altro che divertente. Per esempio ripensava spesso a una situazione in cui aveva avuto un'accesa discussione con il compagno.

A quanto sembrava, l'uomo aveva scambiato parecchi SMS con un'altra donna, il che l'aveva indotta a credere che tra i due ci fosse una relazione. Quando lo aveva affrontato al riguardo ne era nata una brutta lite che in seguito la signora P. aveva rivissuto ripetutamente nella memoria, e ogni volta questo la inquietava al punto che per riuscire a ritrovare anche solo un po' di pace doveva lasciare libero sfogo per ore al suo disturbo ossessivo-compulsivo da ordine.

Le cose però cambiarono di colpo quando la signora P. imparò da noi a utilizzare in quei momenti la tecnica del ralenti. Anziché rimuovere quei ricordi fastidiosi o neutralizzarli con azioni compulsive, le bastava rivivere nella sua mente tutta la scena con una velocità ridotta, e non soltanto per quanto riguardava le immagini, ma anche il sonoro. A livello uditivo la conversazione doveva sembrare un nastro che girava a una frazione della velocità originaria, con un effetto acustico trascinato e profondo che non permetteva più di distinguere le singole parole, ma le trasformava piuttosto in un faticoso miscuglio di suoni. La signora P. si accorse subito che in quel modo riusciva a influenzare i ricordi, e con un effetto insperato. I pensieri perdevano di colpo ogni minacciosità e riusciva sempre più spesso a rimanere calma e rilassata. Così anche l'impulso a riordinare o risistemare qualcosa diventava sempre più raro, ed era comunque assai più debole del solito. Riuscì però a liberarsi del tutto del suo DOC soltanto quando la nostra terapeuta le insegnò un'altra tecnica con cui finalmente mettere ordine nel suo caos interiore.

La graduatoria valori-obiettivi

Quando nel novembre del 2020 la signora P. fissò il primo appuntamento con noi assumeva antidepressivi già da tre anni. Dopo che il primo farmaco le aveva provocato un considerevole aumento di peso e il secondo grossi problemi di libido, il suo medico di famiglia le aveva consigliato di ridurre gradualmente il preparato fino a sospenderlo del tutto. Le compulsioni non erano né migliorate né peggiorate, ma perlomeno a poco a poco aveva ritrovato il desiderio di intimità.

La signora P. viveva in Svizzera e non era in grado di venire regolarmente a Berlino, perciò soltanto la prima seduta si tenne in studio da noi, le altre furono fatte in videoconferenza, una possibilità che allora non presentava già alcun problema dato che a causa del Coronavirus avevamo comunque dovuto convertirci ampiamente alle terapie online.

Già dopo il primo incontro la nostra collega che tenne le sedute in video con la paziente e che le aveva insegnato la tecnica del ralenti era certa che nel suo caso a scatenare il disturbo da ordine fosse in primo luogo il senso di caos interiore. La compulsione a riordinare e risistemare diventava irrefrenabile soprattutto in occasione di decisioni importanti che la paziente non sapeva o non voleva prendere. Nelle fasi in cui riusciva a riordinare i pensieri con calma, invece, poteva rinunciare del tutto al suo comportamento compulsivo anche per un paio di giorni.

Durante la terza seduta la paziente riferì di trovarsi davanti a una decisione particolarmente difficile, visto che stava pensando di separarsi dal compagno, il quale la tradiva da tre anni con una collega. La presunta relazione tra i due, infatti, nel frattempo aveva trovato conferma. Anche se a quanto pareva la storia ormai era conclusa, la signora P. non poteva e non voleva più fidarsi di lui. Tuttavia, avendo paura di rimanere sola, era fortemente indecisa se concedergli o meno una seconda occasione. Il tentativo di analizzare i pro e i contro del loro precedente rapporto, però, risultò più difficile del previsto, perché non riusciva più a fermare i pensieri.

Ricordi positivi e negativi si susseguivano di secondo in secondo, impedendole di giungere a un bilancio ragionevole. Il compito della mia collega era quindi quello di fornirle una tecnica che le permettesse di prendere in fretta una buona decisione. Dal momento che per fortuna l'appuntamento online con la paziente si era tenuto subito prima della nostra supervisione settimanale in cui discutemmo a fondo il caso, sono in grado di rendervi perlomeno il senso della loro conversazione.

Signora P. : «Come posso descriverle quello che succede nella mia testa? Molto semplicemente, quando cerco di capire se separarmi o meno non riesco a chiarirmi le idee. Nella mia testa tutti gli argomenti pro e contro turbinano come foglietti in un uragano. Appena cerco di afferrarne uno, ne spuntano subito fuori altri cinque che mi impediscono di prendere una decisione».

Terapeuta: «Forse sarà tutto più facile se scopriamo e riportiamo i valori e gli obiettivi dietro ognuno di questi punti. Prendiamo dei post-it e fissiamoli sul tabellone alle mie spalle. Quali sono i primi dieci concetti che associa spontaneamente all'attuale situazione sua e del suo compagno? Per il momento non si sforzi di riordinarli, scrivo tutto io e poi vedremo che cosa farne».

Signora P.:

1. Paura di rimanere sola.
2. Tradimento della fiducia.
3. Rabbia.
4. Come ridevamo bene insieme.
5. Quante volte mi ha aiutata quando ero in difficoltà.
6. Il suo terribile disordine.
7. Le belle serate passate a giocare con gli amici comuni.
8. Il mio desiderio di avere figli.
9. Il disgusto al pensiero di quello che ha fatto con la collega.
10. Il terrore di non trovare più nessuno se dovessi separarmi.

Terapeuta: «Molto bene. Adesso vediamo di capire che cosa si nasconde dietro questi punti e scriviamo il risultato su ognuno dei foglietti. Per esempio, quale valore o obiettivo si cela dietro il suo primo punto, la paura di rimanere sola?».

Signora P.: «Be', il desiderio di una relazione armoniosa e duratura, credo».

Terapeuta: «Ottimo, allora sul primo foglietto scriveremo proprio questo. Il secondo dice "Tradimento della fiducia". Quale valore o obiettivo crede che si nasconda dietro queste parole?».

Signora P.: «Credo di volere nel modo più assoluto un uomo di cui fidarmi al cento per cento e con cui sentirmi semplicemente al sicuro».

Terapeuta: «Lo capisco benissimo, perciò sul secondo foglietto scriveremo fiducia e sicurezza».

La nostra terapeuta passò in rassegna tutti i dieci punti con la signora P. e così ne ricavò un primo elenco di tutte le cose che fino a quel momento vagavano confusamente nella testa della donna:

1. Una relazione armoniosa e duratura.
2. Fiducia e sicurezza.
3. Giustizia.
4. Un compagno divertente che mi faccia ridere tanto.
5. Un compagno che mi sostenga anche quando sono in difficoltà.
6. Un compagno che abbia il mio stesso salutare senso dell'ordine.
7. Una bella cerchia di amici comuni.
8. Figli.
9. Una vita amorosa gratificante.
10. Fiducia in sé stessi e una buona autostima.

Quindi la mia collega aiutò la signora P. a riordinare l'elenco in base alle sue priorità. La cosa più importante doveva stare al numero uno, quella meno importante al dieci. Dal momento che per la maggior parte dei pazienti ossessivo-compulsivi il difficile è proprio trovare questo ordine interiore, a quel punto si rivelò utile un trucco che abbiamo introdotto spesso con successo nell'ambito di una terapia.

Terapeuta: «Abbiamo scritto su ogni foglietto ciascuno dei dieci punti che le sono venuti in mente d'istinto e che quindi in questo momento sono molto presenti nella sua testa. Ora dobbiamo scoprire quale di questi dieci punti è il più importante per lei e che cosa, se necessario, si dovrebbe subordinare a questo obiettivo o desiderio. Per fare questa graduatoria dei valori e degli obiettivi confrontiamo tra loro due foglietti. Quello che vince resta e continueremo a confrontarlo con gli altri finché non avremo il vincitore. E per essere proprio sicuri che a decidere sia davvero il suo istinto e non il pensiero razionale utilizzeremo un altro trucchetto. Per ogni confronto dovrà scegliere soltanto una delle due cose a esclusione dell'altra, così le sarà molto più facile riconoscere i suoi veri valori e obiettivi e valutarne l'importanza. Cominciamo subito con i primi due foglietti per farle capire come funziona. Qui ho i foglietti "Figli" e "Una bella cerchia di amici comuni". Se potesse avere soltanto una delle due cose, quale sceglierebbe?».

SIGNORA P.: «Uff, è davvero difficile. I veri amici sono importantissimi, ma il pensiero di non avere mai un figlio non mi va proprio. Perciò bene o male sceglierei i figli».

TERAPEUTA: «Bene, i figli restano in gioco e il nuovo sfidante è il foglietto "Giustizia"».

SIGNORA P.: «È facile, vincono di nuovo i figli. L'ingiustizia è davvero difficile da sopportare, ma per un figlio sarei disposta ad accettarla».

Così passarono in rassegna tutti gli altri foglietti e i figli continuarono a vincere finché non rimase che un post-it che non si era ancora misurato con loro. Diceva: "Una relazione armoniosa e duratura". E qui la signora P. fece una scoperta che sorprese lei stessa: si rese conto di non volere a nessun costo allevare da sola i suoi futuri figli. Perciò alla fine a vincere fu "Una relazione armoniosa e duratura". E dato che il foglietto relativo ai figli aveva già battuto tutti gli altri, automaticamente quell'obiettivo finì al secondo posto. Alla signora P. si leggeva letteralmente in faccia il sollievo per avere capito in modo chiaro i suoi due obiettivi più importanti.

A quel punto con lo stesso metodo poterono confrontare tra loro gli altri otto obiettivi e la signora P. trovò un ordine interiore che non avrebbe mai immaginato. Quando li ebbero confrontati tutti tra loro, li fissarono sul tabellone della terapeuta secondo l'ordine di importanza:

1. Una relazione armoniosa e duratura.
2. Figli.
3. Fiducia e sicurezza.
4. Fiducia in sé stessi e una buona autostima.
5. Un compagno divertente che mi faccia ridere tanto.
6. Una bella cerchia di amici comuni.
7. Una vita amorosa gratificante.
8. Un compagno che mi sostenga anche quando sono in difficoltà.
9. Giustizia.
10. Un compagno che abbia il mio stesso salutare senso dell'ordine.

La mia collega fotografò il tabellone e inviò la foto alla signora P. già durante la seduta. Alla paziente bastò un'occhiata alla foto per capire finalmente che fare, dal momento che con il suo attuale compagno i tre punti più importanti erano irrealizzabili.

La loro relazione non era mai stata particolarmente armoniosa e lui non voleva figli, e neppure poteva offrirle la sicurezza che lei desiderava.

La compulsione come utile istanza critica

Dopo che la signora P. si fu separata dal compagno, il suo disturbo da controllo sparì nel giro di qualche settimana. Perciò rimase ancora più sorpresa quando nove mesi dopo riaffiorò nuovamente. Aveva conosciuto qualcuno ed era sul punto di entrare in una nuova relazione quando la compulsione a riordinare e risistemare si era ripresentata.

Dal momento che in quel periodo la nostra collega che l'aveva avuta in terapia era in ferie e comprensibilmente la signora P. desiderava fissare un appuntamento con noi al più presto, mi occupai io della seduta online con lei.

Signora P.: «Ho conosciuto questo uomo sei settimane fa in un sito di incontri. Era la prima volta dopo molto tempo che sentivo di nuovo le farfalle nello stomaco. Due settimane fa ci siamo visti di persona. Lì per lì sono rimasta delusa perché le sue foto risalgono a un paio di anni fa, ma l'ho trovato comunque attraente. E poi è davvero gentile e attento. Finora non ci è stato possibile incontrarci di nuovo perché vive a quasi cento chilometri da me ed è molto impegnato professionalmente. Però da quella volta ci mandiamo SMS tutti i giorni e da allora abbiamo sviluppato un buon rapporto. Penso spessissimo a lui e ho la sensazione che possa trovarsi bene con me e con la mia situazione».

Io: «Ha parlato di farfalle nello stomaco. Quindi lei conosce la differenza tra "autoconvincersi" di qualcosa e un'autentica sensazione di pancia?».

Signora P.: «Non credo di capire bene che cosa intenda».

Io: «Un'autentica sensazione di pancia è scatenata dal subconscio, quando il suo cervello analizza tutte le informazioni disponibili e le confronta con la sua esperienza di vita senza l'intervento della mente conscia. Il risultato di questo confronto lo percepisce come una sensazione di pancia, che di solito non è niente di più di un chiaro SÌ o NO. Ma la cosa più importante è che un'autentica sensazione di pancia non argomenta mai. Nel momento in cui riflette se sia il caso di fare o non fare qualcosa, quella che sta seguendo non è più un'autentica sensazione di pancia, ma sta già cercando di autoconvincersi in un senso o nell'altro».

Signora P.: «Oh, adesso capisco. Sulle prime ho avuto effettivamente una sensazione strana. Anche se finora era sempre stato simpatico e premuroso ed è anche molto attraente, dentro di me c'è ancora un dubbio che non mi so spiegare. Anzi, mi sono addirittura già rimproverata per avere esitato tanto a invitarlo a casa. Poco dopo sono ricominciate le compulsioni, e questo mi ha fatto davvero infuriare, perché non era passato tanto tempo da quando finalmente avevo avuto la sensazione di essermi liberata una volta per tutte di quel fastidio».

Io: «Forse non dovrebbe vedere la ricomparsa della sua compulsione all'ordine come un fallimento o una malattia, bensì come un grande favore della sua psiche. Un po' come un rilevatore antifumo che scatta in caso di un focolaio: in questo caso non sarebbe infastidita per il fracasso, ma sarebbe riconoscente per l'avvertimento tempestivo. È del tutto possibile che il suo sistema d'allarme interiore voglia metterla in guardia dall'entrare in una nuova relazione con un uomo che non è adatto ai suoi obiettivi e valori più importanti. Mi creda, quando si troverà davanti l'uomo giusto, la sua pancia le invierà in fretta un nitidissimo SÌ».

La signora P. era visibilmente delusa, ma diede comunque ascolto al mio consiglio. Interruppe i rapporti con il nuovo conoscente ed effettivamente nel giro di nemmeno una settimana il suo disturbo da ordine era cessato del tutto. Circa sei mesi dopo allo studio arrivò una cartolina. Era una di quelle che si realizzano online partendo da una fotografia e raffigurava la signora P. raggiante al fianco di un uomo. Sul retro c'era scritto:

La mia pancia ha gridato forte un bel sì! Basta rimuginare, basta riordinare, basta risistemare. Questa volta mi sento davvero bene e devo ammettere che avevate ragione voi! Il mio subconscio voleva soltanto avere cura di me e tenere libero il posto per l'uomo giusto. Grazie infinite di tutto!

Il lato positivo di un DOC

Con la signora P. avevo impiegato un metodo che in psicologia viene chiamato *reframing*.

La parola inglese *frame* significa "cornice", perciò *reframing* si può tradurre come "dare a qualcosa una nuova cornice o un nuovo significato".

Il risultato fu che la paziente non considerò più le sue azioni compulsive come un noioso fastidio, ma piuttosto come un prezioso avvertimento del suo subconscio di cui tenere conto. In questo modo la pressione immediata a dover fare qualcosa contro la compulsione svanì e la signora P. si concentrò a cercare di capire lo scopo di quel "favore" della sua psiche. In tal senso il *reframing* fu qualcosa di molto più della semplice reinterpretazione di una situazione spiacevole, e si rivelò uno dei compiti più importanti del nostro subconscio: per quanto la nostra psiche possa essere indecifrabile, essa agisce sempre per farci del bene o per proteggerci dal male.

So che a volte questa affermazione può risultare difficile da accettare, soprattutto se una compulsione è già così sviluppata da rendere quasi impossibile una vita normale. Tuttavia, se riuscirete a prendere in considerazione la possibilità che almeno all'inizio anche il vostro disturbo ossessivo-compulsivo sia un favore della vostra psiche, potrete vedervi schiudere possibilità di soluzioni finora inimmaginabili.

3.6 La ripetizione compulsiva

Chi soffre di questo tipo di disturbo si trova a ripetere regolarmente determinate parole, pensieri o azioni, e spesso anche il numero e la sequenza di queste ripetizioni hanno un loro ruolo. Se la compulsione si limita a pensieri e parole, la più efficace si è dimostrata la tecnica del diavoletto imbavagliato di cui abbiamo parlato al paragrafo 3.2. Lo stesso metodo può essere utile anche per le azioni che si è costretti a ripetere, purché l'energia sottostante poggi anch'essa su dialoghi interiori. Se invece questa forma di monologo interiore è assente o non viene percepita con chiarezza, allora si consiglia un diverso modo di procedere che approfondirò a breve. Prima però voglio elencarvi ancora qualche azione in cui si osservano spesso ripetizioni compulsive:

- ◊ Passare da una determinata porta.
- ◊ Aprire e chiudere cassetti.
- ◊ Accendere e spegnere interruttori.
- ◊ Camminare su piastrelle o liste di parquet ben precise.
- ◊ Aprire e chiudere rubinetti.
- ◊ Lavarsi le mani o farsi la doccia.
- ◊ Scuotere coperte o cuscini.
- ◊ Azionare lo sciacquone.
- ◊ Raddrizzare oggetti come quadri, vasi o lampade.
- ◊ Usare maniglie di porte o lasciar chiudere porte.
- ◊ Toccare determinati punti del corpo o della casa.
- ◊ Chiudere ripetutamente porte di casa e sportelli di automobile.

Da questo elenco appare chiaro che i confini non sono poi così rigidi e che spesso le ripetizioni compulsive possono contenere anche elementi di compulsioni a toccare, a riordinare, a contare o a lavarsi.

L'elemento determinante di una ripetizione compulsiva, tuttavia, è che il numero delle ripetizioni è fisso, anche se spesso il soggetto non sa spiegare concretamente perché debba eseguire una certa azione proprio tre, quattro, sette o dieci volte affinché subentri finalmente l'effetto calmante. Sono piuttosto sensazioni che associa a determinati numeri e che si sente costretto a seguire. Ed è proprio questa circostanza che si può sfruttare per trattare con successo anche le ripetizioni compulsive.

L'elemento determinante di una ripetizione compulsiva è che il numero delle ripetizioni è fisso.

Ridurre la ripetizione compulsiva con l'ipnosi

Nel maggio del 2019 nel nostro studio si presentò un uomo che soffriva di una combinazione di compulsione a lavarsi e ripetizione compulsiva. Quando si faceva la doccia o si lavava le mani doveva sempre ripetere il gesto otto volte. Perciò un flacone di bagnoschiuma gli durava soltanto quattro giorni, e sia la pelle sia i capelli soffrivano già visibilmente del suo eccesso di pulizia. Ci spiegò che il numero che determinava la frequenza dei suoi lavaggi era variato nel tempo. Mentre nel 2015 gli bastava ancora ripetere tutto tre volte, nel 2017 riusciva a uscire dal bagno soltanto dopo sette procedimenti. Nel 2019 il numero era salito ancora senza una motivazione visibile. Adesso il suo nuovo "numero di sicurezza", come lo chiamava lui, era otto, anche se non avrebbe saputo dire perché. Dato che ormai il disturbo ossessivo-compulsivo condizionava in misura pesante la sua vita e non era più limitato alla doccia e al lavaggio delle mani, finalmente si era sentito pronto a cercare un aiuto.

Allora ero appena tornato da un interessantissimo convegno sull'ipnosi, perciò nel corso della prima seduta mi sentii ispirato a risolvere la sua compulsione proprio con questo metodo. Dopo aver fatto entrare il paziente in un piacevole stato di rilassamento tramite la cosiddetta induzione ipnotica di Elman, lo pregai di muoversi con la mente in giro per la sua casa. In tutti i punti in cui fino a quel momento aveva sperimentato la sua ripetizione compulsiva feci apparire una scultura a forma di un grosso 8, che però dopo pochi secondi si sbriciolava. Quindi, come la fenice dalle ceneri, dalla polvere sorgeva un nuovo numero, che aveva la forma di un enorme 1 dorato. Nel contempo utilizzai formulazioni per informarlo che anche l'ultimissimo granellino di polvere del vecchio 8 si era fissato al nuovo 1. In fin dei conti davanti a me avevo una persona con una compulsione a lavarsi, per la quale quasi certamente qualsiasi forma di sporcizia avrebbe scatenato ulteriore stress. Tuttavia scelsi di proposito una scena in cui ogni 8 doveva essere completamente distrutto prima che potesse nascerne l'1, perché era questa metafora simbolica a essere importante per il subconscio del soggetto.

Durante l'ipnosi il mio paziente sperimentò più di una dozzina di volte questo processo di distruzione e ricostruzione. A seduta conclusa, nella sua cartella annotai questi appunti:

> Sbriciolato sotto ipnosi il numero di sicurezza 8.
> Insediato più volte un 1 dorato come nuovo numero di sicurezza.
> Azione per il momento limitata alla casa.
> Verificare effetti alla prossima seduta e nel caso ampliare il raggio di azione.

Nell'immediato una seconda seduta non ci fu perché la settimana seguente il paziente l'annullò con una telefonata. Circa tre mesi dopo, però, lo incontrai per caso mentre faceva la spesa al supermercato. Mi salutò cordialmente e mi disse che dopo il trattamento non aveva più dovuto contare dentro casa. Poi però si corresse e sostituì "dovuto" con "potuto". Mi disse:

«Era una specie di magia. Per esempio ogni volta che volevo aprire il rubinetto una seconda volta per lavarmi di nuovo le mani nella mia mente appariva questo enorme 1 dorato come un monito. Se cercavo comunque di ripetere l'azione una seconda volta mi prendeva un'inquietudine tale che per ritrovare la pace dovevo subito chiudere l'acqua. Stranamente, però, mi succedeva soltanto in casa, se ero fuori dovevo sempre ripetere tutto otto volte come prima. Perciò prima di tornare da voi volevo vedere quanto sarebbe durato l'effetto dentro casa. Quindi è una fortuna che oggi ci siamo incontrati, perché vorrei prendere un nuovo appuntamento. È ora che la compulsione cessi completamente».

E fu così che già lì al supermercato fissammo una nuova seduta di ipnosi. Durante il nuovo incontro procedetti seguendo lo stesso schema, ma questa volta nella trance introdussi luoghi e situazioni che fino a quel momento non avevano ancora tratto vantaggio dalla riprogrammazione del cervello. Alla terza seduta di controllo ripetemmo il tutto e lo consolidammo ancora una volta. Da allora il numero di sicurezza del paziente è 1 e la ripetizione compulsiva è sparita completamente dalla sua vita.

L'ipnosi non è per tutti

Nel caso in cui leggendo queste ultime pagine vi sia venuta voglia di fare dell'ipnosi la vostra arma segreta contro compulsioni di ogni tipo, sono costretto a deludervi. È vero che l'ipnosi consente spesso di ottenere risultati straordinari, ma non sempre. Ogni soggetto ossessivo-compulsivo, infatti, è diverso dagli altri, e non tutti vi rispondono così bene come il paziente dell'esempio appena riportato. Vale comunque la pena di prenotare un paio di sedute con un ipnoterapeuta esperto; di solito ci si accorge subito se si risponde bene a questa forma di terapia. Se così non fosse, non fatene un dramma, sicuramente uno dei tanti altri metodi descritti qui si adatterà al vostro caso e al vostro personalissimo profilo compulsivo.

La parola chiave è "flessibilità"

Alle colleghe e ai colleghi che seguono i nostri corsi di aggiornamento dico spesso: «La parola chiave è "flessibilità"». Chi conosce soltanto il martello vede tutto come un chiodo. Chi invece dispone di un'intera cassetta di attrezzi avrà un approccio molto più flessibile ai suoi pazienti e alle loro necessità individuali.

Nel caso in cui finora vi abbiano esclusivamente prescritto psicofarmaci, magari rassicurandovi che soltanto questi medicinali garantiscono una prospettiva di miglioramento, vi suggerisco di essere scettici, perché in questo caso la metafora del martello funziona particolarmente bene. Infatti se nei primi tempi gli antidepressivi venivano prescritti soltanto per combattere le depressioni, oggi vengono spacciati come un vero e proprio "attrezzo universale" contro ogni possibile malattia. Ormai vengono prescritti anche per:

- ◊ Disturbi d'ansia.
- ◊ Disturbi alimentari.
- ◊ Burnout.

◊ Bulimia.
◊ Fobie.
◊ Disturbi post-traumatici da stress.
◊ Disturbi ossessivo-compulsivi.
◊ Dolori cronici.
◊ Ernia del disco.
◊ Incontinenza da stress.
◊ Insonnia.
◊ Paura degli esami.
◊ Sindromi da astinenza.
◊ Disturbi mestruali.
◊ Eiaculazione precoce.

È davvero impressionante il ventaglio di disturbi che dovrebbero migliorare semplicemente aumentando il livello di serotonina o di adrenalina, perciò non sorprende che questi farmaci vengano usati sempre più di frequente. Solo in Germania la quantità di dosi quotidiane prescritte è aumentata di più del 50% dal 2008 al 2017[17], un dato che la pone al centro dell'analisi sull'uso di antidepressivi in alcuni Paesi del mondo.[18] In Islanda, Portogallo o Canada il consumo pro capite di antidepressivi ammonta a più del doppio, uno sviluppo che oggi è criticato in tutto il mondo dagli esperti del settore. Secondo un'accusa più che giustificata i pazienti con problemi psichici vengono ormai curati esclusivamente con terapie farmacologiche anziché avere una psicoterapia ambulatoriale tempestiva. In Germania, per esempio, spesso gli psicoterapeuti pubblici

[17] https://de.statista.com/infografik/16707/verordnungen-von-antidepressiva-in-deutschland

[18] https://de.statista.com/statistik/daten/studie/153178/umfrage/konsum-von-antidepressiva-in-ausgwaehlten-laendern

hanno liste di attesa che arrivano ai sei mesi, e anche in altri Stati la situazione è simile. Certo, esistono ovunque studi privati, ma ormai sono così sovraccarichi che pure lì a volte occorre aspettare mesi prima di poter iniziare una terapia; un periodo lunghissimo in cui ansie e compulsioni possono esacerbarsi.

Per questo motivo parallelamente alla pubblicazione di questo libro il nostro studio ha creato anche un nuovo sito Internet dove potrete trovare informazioni su altre opzioni di autoterapia per contrastare con successo ossessioni e compulsioni.

Il sito offre anche la possibilità di abbonarvi gratuitamente alla nostra newsletter, in cui da quattro a otto volte l'anno vi informeremo sulle nuove scoperte scientifiche e sul tema della salute psichica.

Trovate il sito all'indirizzo: www.zwaenge-loswerden.de.

3.7 Il disturbo ossessivo-compulsivo da contatto

Oltre alla compulsione a contare e a quella a ripetere, anche quella da contatto rientra tra le forme di compulsione per cui raramente si cerca un aiuto terapeutico. Spesso le azioni compulsive si nascondono così bene che all'esterno non si notano o vengono considerate soltanto tic innocui. Di solito si finisce per rivolgersi a un terapeuta solo quando compaiono anche altre compulsioni che non si riescono più a nascondere, ed è un peccato, perché ormai il cervello ha avuto anni se non decenni di tempo per automatizzare a tal punto un comportamento compulsivo che la terapia si fa inutilmente più pesante. Ma non preoccupatevi, anche in questi

Spesso le azioni compulsive si nascondono così bene che all'esterno non si notano o vengono considerate soltanto tic innocui.

casi esistono ancora modi e strade per tornare a vivere una vita il più possibile libera da questo disturbo.

Come per tutte le compulsioni, anche in quella da contatto il punto decisivo è la struttura, vale a dire il COME. Questo quadro clinico è contraddistinto dal fatto che il soggetto prova il forte bisogno di toccare cose, oppure l'esatto contrario, vale a dire di non toccarle per niente. Spesso dietro questa compulsione si cela una forma di misofobia o magari un pensiero magico. Ma di che cosa si tratta esattamente?

Misofobia

Chi soffre di un disturbo ossessivo-compulsivo da contaminazione teme di entrare in contatto con virus o batteri che rischiano di farlo ammalare.

Evitare ogni contatto, però, è un'impresa vana, basti pensare che anche nelle persone più pulite le cellule batteriche sono dieci volte quelle del corpo.[19]

L'insieme dei microorganismi che vivono dentro e sopra di noi si chiama microbioma ed è responsabile non soltanto della soppressione degli agenti patogeni, ma anche della produzione di vitamine, senza contare che influisce sulla nostra condizione psichica. Sì, avete letto bene! I batteri possono decidere se ci sentiamo allegri e coraggiosi o tristi e vigliacchi. Inoltre un numero sempre maggiore di scienziati sostiene che dal microbioma non dipendano soltanto tratti del carattere come timidezza o

I batteri possono decidere se ci sentiamo allegri e coraggiosi o tristi e vigliacchi.

[19] https://www.scinexx.de/dossierartikel/mehr-bakterien-als-eigene-zellen

temerarietà, ma anche malattie come depressione, diabete, sclerosi multipla o allergie.[20]

Pertanto sconfiggere la misofobia procura non soltanto un vantaggio psichico, ma protegge anche da seri problemi fisici, in quanto un microbioma equilibrato che non subisca continue alterazioni a causa di disinfettanti o di un'alimentazione incompleta dà un contributo significativo al nostro stato di salute.

Sovrascrivere la misofobia a livello neurale con l'ABS

Come avviene che in un soggetto si sviluppi una misofobia? Come vedete, torno sempre a questa domanda *clou*, perché è mia ferma convinzione che non è possibile superare definitivamente i problemi psichici senza un pizzico di responsabilizzazione. Se invece si è pronti ad assumersi il pieno controllo di sé e dei propri pensieri, allora si schiudono possibilità inimmaginabili.

Se chiedo a un paziente affetto da misofobia come si manifesta la sua paura, spesso mi sento rispondere cose come: «Mi basta il solo pensiero di chi possa avere toccato qualcosa per stare malissimo». O anche: «Ma se è tutto pieno di germi e batteri!». Leggendo tra le righe è chiaro che chi soffre di misofobia si crea nella mente scenari sgradevoli. Pur non rendendosene conto, immagina per esempio centinaia di persone che toccano una maniglia, ed è ossessionato dall'idea che tutta questa gente non abbia troppa cura della propria igiene. Spesso, però, per farglielo capire bisogna presentargli con l'ABS una fantasia che delinei esattamente l'opposto.

---

[20] https://www.welt.de/gesundheit/article202045704/Mikrobiom-Wie-Bakterien-im-Darm-Koerper-und-Psyche-steuern.html

Caso di studio

Durante una seduta una giovane donna con una spiccata compulsione a lavarsi e un'accentuata misofobia mi spiegò quali limitazioni segnassero la sua vita quotidiana.

Paziente: «Le porte sono il peggio per me. E anche le maniglie, riesco a toccarle soltanto con il gomito. Se proprio sono costretta a usare la mano per aprirne una lo faccio con un fazzoletto di carta, ma poi lo butto via subito. Se devo attraversare una serie di porte, il mio bisogno di lavarmi le mani diventa talmente forte che devo cercare subito una toilette o usare come minimo tre salviettine igienizzanti prima di poter parlare con qualcuno».

Io: «Perché? Quali sono i pensieri che le salgono subito alla mente alla vista di una maniglia?».

Paziente: «Be', penso a tutte le persone che l'hanno toccata prima di me. Molti non vanno tanto per il sottile con l'igiene, per cui sulle maniglie rimane attaccato di tutto. Migliaia e migliaia di agenti patogeni, uno peggiore dell'altro, e basta toccare una sola volta una maniglia senza fare attenzione per prendersi chissà cosa».

Io: «Facciamo un piccolo esperimento mentale. Immagini per un attimo che una certa maniglia venga impugnata esclusivamente da persone con la sua stessa compulsione a lavarsi. E immagini anche che gli altri siano ancora più puliti di lei e che ogni volta disinfettino a fondo con l'alcol questa particolare maniglia prima di toccarla. Inoltre tutti quanti senza eccezione indossano guanti chirurgici appena estratti da una confezione sterile. Già verso mezzogiorno quella maniglia sarebbe stata disinfettata come minimo cento volte senza mai entrare in contatto con la pelle umana. Perciò probabilmente lei avrebbe davanti a sé l'oggetto più sterile che ci sia. Riuscirebbe a toccare senza problemi quella maniglia a mano nuda?».

La paziente esitò un istante metabolizzando le mie parole, quindi annuì lentamente e disse: «Se potessi avere la certezza assoluta che non l'ha toccata nessun altro, allora sì. Ma purtroppo una maniglia così non esiste».

Io: «Ha ragione, non esiste, proprio come non esiste quella che lei immagina sempre. Le due posizioni mentali sono estreme e nella realtà non si verificano mai. Prima che lei sviluppasse il suo disturbo ossessivo-compulsivo è andata avanti per anni a toccare maniglie senza particolari misure protettive, eppure non si è mai ammalata. Perciò il suo disturbo non è causato da un'esperienza reale, ma soltanto dal fatto che a un certo punto si è abituata a impiegare la fantasia esclusivamente a senso unico. Se è davvero intenzionata a liberarsi delle sue compulsioni, in avvenire dovrebbe usare lo stesso metodo con cui si è abituata alla paura della contaminazione, ma al contrario. Più spesso riuscirà a richiamare alla mente la controfantasia che ha già sviluppato nella sua testa con il nostro piccolo esperimento, più in fretta supererà i suoi timori esagerati e quindi la sua compulsione. E per facilitarle le cose, le aggiungo subito un altro elemento. Immagini di avere una guardia del corpo personale che ha soprattutto due compiti: prima di tutto precederla e sterilizzare alla perfezione ogni maniglia, e in secondo luogo avere l'aspetto più sexy possibile».

Paziente, visibilmente divertita: «Sì, se è proprio necessario potrei sopportarlo. Però dovrebbe avere l'aspetto di Damon di *The Vampire Diaries*».

Io: «La testa è la sua. Lei è la sola a decidere quali fantasie debbano influenzare la sua vita futura e quali no».

Nel prosieguo della seduta feci più volte accenno a Ian Somerhalder – l'interprete di Damon nella serie dei vampiri di cui mi aveva parlato la paziente – in modo da consolidare il più possibile la nuova e migliore fantasia a livello neurale. La componente erotica non era stata scelta a caso, ma serviva a scatenare emozioni particolarmente intense per aiutare la nuova e migliore fantasia a mettere radici in fretta e in modo duraturo nel cervello della mia paziente.

Quando ci rivedemmo per la seduta successiva, la paziente riferì che i primi cinque "interventi di Damon" non avevano avuto effetto, ma che a partire dal sesto a poco a poco la paura della contaminazione si era indebolita sempre di più. Circa tre settimane dopo la donna si era sorpresa ad aprire una porta a mano nuda senza bisogno del fazzoletto. Ciò che era accaduto in seguito era davvero notevole: spaventata da quel progresso inaspettato, si era affrettata a tirare fuori dalla borsa una salviettina disinfettante per pulirsi la mano destra, ma mentre ancora la estraeva dalla confezione nella sua fantasia aveva visto Ian Somerhalder (alias Damon) che le toglieva di mano la salvietta con un sorriso ammaliante e le puliva con dolcezza il palmo della mano destra.

Da quel momento bastarono poche settimane perché la paziente tornasse a impugnare senza problemi qualsiasi maniglia. Se e per quanto tempo il bell'attore l'abbia ancora accompagnata nella sua fantasia, però, non volle dirmelo.

Infrangere un tabù con un tabù

Evitare argomenti tabù (ad esempio il sesso) nei colloqui con i pazienti ossessivo-compulsivi perché non "sta bene" o per timore di innescare altre compulsioni significa sprecare un enorme potenziale. Dopotutto i pensieri ossessivi ruotano in prevalenza attorno a temi come religione, violenza, contaminazione, caos, magia o sesso soltanto perché sono quelli che più sollecitano i centri emozionali del cervello. Certo, avere il coraggio di mettere in moto un processo di guarigione con una controfantasia bizzarra non è cosa per tutti, tuttavia invito le colleghe e i colleghi che operano nel campo della psicoterapia e che finora hanno avuto qualche ritrosia a fare almeno un tentativo. La terapia provocativa, l'intervento paradossale o l'ABS hanno davvero un potenziale indescrivibile. Credetemi: più vi accosterete con umorismo a tutti questi temi, più riscuoterete successi insperati anche con pazienti apparentemente difficili.

Qualche riflessione sulla sindrome di Tourette

Parlando dell'argomento tabù mi viene in mente un vecchio conoscente. L'ultima volta che l'ho visto doveva avere circa quarantacinque anni. Era un uomo colto e gentile che soffriva di una forma piuttosto grave di sindrome di Tourette, motivo per cui spesso gli estranei lo giudicavano in maniera del tutto sbagliata. Chi è colpito da questa malattia deve lottare non soltanto con tic motori molto accentuati, ma spesso pronuncia anche ad alta voce suoni o parole fastidiose che sono in qualche modo un tabù. L'aspetto interessante di questi improperi involontari è che ruotano attorno a temi analoghi ai pensieri di molti pazienti ossessivo-compulsivi. Del resto la cosa non sorprende: a riemergere più spesso nei disturbi psichici sono proprio gli argomenti emotivamente più intensi. È per questo motivo che molte persone affette da sindrome di Tourette non esclamano parole come "splendido" o "delizioso", bensì grida e imprecazioni involontarie che ruotano principalmente attorno a termini offensivi, scandalosi o dai risvolti sessuali. Perciò un buon sistema per migliorare la vita dei pazienti potrebbe essere quello di "caricare" emotivamente termini più gentili. In teoria, infat-

> A riemergere più spesso nei disturbi psichici sono gli argomenti emotivamente più intensi.

ti, con l'ipnosi dovrebbe essere possibile insediare a livello neurale termini come "felice" o "geniale" in modo che abbiano lo stesso effetto di espressioni triviali e insulti. Immaginate un po' quanto le reazioni di chi gli sta intorno sarebbero più benevole se d'ora in poi chi è affetto da sindrome di Tourette gridasse "bello" o "incantevole" anziché lanciare offese senza volerlo.

Ma torniamo ai disturbi ossessivo-compulsivi. Se al momento le mie idee sulla sindrome di Tourette sono soltanto di natura teorica, lo stesso approccio ci ha già permesso di ottenere numerosi successi nel trattamento dei pensieri ossessivi. L'idea di fondo non è condannare o addirittura tentare di estirpare un comportamento o anche una convinzione presenti in un disturbo psichico, bensì attribuire un significato nuovo soltanto ad alcuni suoi aspetti per aiutare il paziente a riprendere il più in fretta possibile il controllo della sua quotidianità. Questo esempio di una compulsione da contatto basata sul pensiero magico spiega bene come funziona di preciso nella pratica.

Il pensiero magico

Quando una compulsione da contatto nasce da un pensiero magico, di solito la persona ha paura che un certo oggetto sia carico di "energie negative" che si trasferiranno su di lei e porteranno sfortuna non appena lo toccherà. Ma le convinzioni di chi è incline al pensiero magico non finiscono qui, ce ne sono altre che possono avere un grosso influsso su un disturbo ossessivo-compulsivo, come per esempio l'idea che:

- Gli oggetti possano assorbire le qualità dei loro proprietari.
- Simboli come le rune abbiano un effetto misurabile.
- Alcune persone siano dotate di poteri soprannaturali.
- Molti avvenimenti siano predeterminati.

- ◊ Si possa influenzare l'ambiente solo con i pensieri.
- ◊ Esistano spiriti o divinità.
- ◊ Gli oggetti possano comunicare tra loro attraverso grandi distanze.

Se credete che il pensiero magico influenzi soltanto le persone portate all'esoterismo sbagliate di grosso. Conosco moltissimi studiosi di scienze naturali più che seri che ammettono senza problemi di credere ad almeno due dei punti sopra citati. E a guardare bene si capisce anche il perché.

Prendiamo per esempio l'ultimo punto dell'elenco. In meccanica quantistica è noto da tempo che fotoni o elettroni possono trovarsi contemporaneamente in due posti diversi.[21] Se si muove una particella nel punto A, essa effettua lo stesso movimento nel punto B. In altre parole, in virtù del cosiddetto *entanglement* quantistico la stessa particella comunica con se stessa, e ciò, come è stato dimostrato, persino a una distanza di 150 milioni di chilometri.[22]

Oppure prendiamo il penultimo punto. La fede in un dio non è forse il principio fondante di quasi tutte le religioni? Visto così, il pensiero magico non sarebbe un disturbo psichico da trattare, ma assoluta normalità. Lo stesso vale per l'idea di poter influenzare il proprio ambiente con il semplice pensiero. È quello che facciamo tutti i giorni, anche se non proprio direttamente.

I nostri pensieri, infatti, hanno un'influenza notevole sulla comunicazione non verbale come mimica, gestualità e linguaggio corporeo; il che significa che condizioniamo le reazioni del nostro ambiente in modo assai più diretto e in misura molto più ampia di quanto non immaginiamo, come conferma anche

---

[21] https://www.lescienze.it/news/2004/05/25/news/schegge_di_luce-586525

[22] https://journals.aps.org/prl/abstract/10.1103/PhysRevLett.123.080401

un metastudio che ha riassunto e valutato le ricerche degli ultimi quarant'anni sull'argomento.[23] Che ci piaccia o meno, tanto la scienza quanto la religione sono dunque inscindibilmente legate al pensiero magico, perciò anziché condannare questa tendenza della psiche umana dovremmo sfruttarla a nostro vantaggio. Nel mio lavoro terapeutico, per esempio, mi chiedo da anni se non si possano sfruttare gli effetti positivi del pensiero magico a mo' di placebo, considerato che in fin dei conti la cosa importante è la convinzione che qualcosa procuri la guarigione.

Tanto la scienza quanto la religione sono dunque inscindibilmente legate al pensiero magico.

Caso di studio

Nel corso di una supervisione un terapeuta del nostro studio riferì di un paziente convinto di non dover mangiare niente che provenisse da una determinata azienda produttrice. Questa ditta, che chiameremo XY, simboleggiava per lui il male assoluto. Quell'uomo era sicuro che in tutti i suoi prodotti fosse presente la morte o perlomeno una malattia grave. La fobia del paziente era tale che si rifiutava categoricamente di toccare qualunque cosa fosse prodotta da XY. Se per qualche ragione non poteva evitarlo usava spessi guanti di gomma che poi buttava subito via. Purtroppo si trattava di un'azienda molto grande, con affiliate così diffuse che gli era praticamente impossibile evitarne i prodotti, perciò già da anni rifiutava inviti a pranzo e sempre da anni non metteva più piede

[23] https://psyarxiv.com/mn2je

in un ristorante, non potendo avere la certezza che non venissero utilizzati prodotti di XY.
Quando il padre single del paziente si ruppe il femore, il figlio si disse disponibile a dargli una mano nelle faccende di casa, ma trovando sia il frigorifero sia la dispensa pieni di prodotti di XY non riuscì a resistere e se ne andò. Essendo figlio unico, però, era afflitto dai rimorsi di coscienza. Non poteva piantare in asso l'anziano padre, ma neppure poteva buttare via metà delle sue provviste. Perciò chiese consiglio al nostro collega.
Paziente: «Deve aiutarmi a fare in modo che mi possa occupare della casa di mio padre per le prossime settimane. Il problema è che casa sua è piena di prodotti di XY e mio padre non se ne vuole liberare. Se gli dico che dobbiamo sbarazzarci di tutta quella roba, mi sbatte fuori e cerca di cavarsela da solo in un modo o nell'altro, ma con una frattura così non c'è da scherzare. Già per la nonna questa situazione è stata l'inizio della fine. Anche lei non si è riguardata e non si è mai più ripresa del tutto. Ho già provato una terapia espositiva per convincermi che i prodotti di XY non possono farmi niente di male, ma dopo che mi sono esposto ripetutamente a quella robaccia mi sono beccato prima un brutto esantema e dopo addirittura un herpes zoster e ho smesso di usarli. Perciò di usare i loro prodotti non se ne parla, e non intendo usare neppure gli psicofarmaci. Il mio corpo è il mio tempio e non voglio avvelenarlo».

Sconfiggere le compulsioni sfruttando la loro logica interiore

La cosa interessante delle compulsioni è che da una parte il paziente deve soddisfarle pur sapendo che sono negative e illogiche, ma dall'altra hanno una loro logica interiore che richiede un loro rigido rispetto. Questa logica interiore, però, può essere usata a suo favore per indebolire le compulsioni basate sul pensiero magico facendo ricorso proprio a questo tipo di pensiero, in modo che il paziente possa tornare a vivere una vita pressoché normale.

Nel caso illustrato il soggetto era convinto che le energie negative esistessero e potessero contaminare gli oggetti. Anziché tentare di confutare razionalmente queste idee sbagliate, il nostro terapeuta si immedesimò nella filosofia del paziente e gli domandò:

«Se è convinto che esistano energie malvagie, immagino che ne esistano anche di positive».

Paziente: «Certo che esistono, e mi sforzo di integrarle il più possibile nella mia alimentazione e nel mio ambiente».

Terapeuta: «E secondo la sua esperienza che cos'è particolarmente ricco di energie positive?».

Paziente: «Molte cose. Per esempio tutta la frutta e la verdura che cresce su terreno incontaminato e viene raccolta nel giusto ciclo lunare. E anche l'acqua che sgorga direttamente da una fonte di montagna. Ma attenzione: soltanto in bottiglie di vetro, non in quelle schifezze di plastica».

Terapeuta: «Ed esistono anche amplificatori energetici? Voglio dire, qualcosa che può incrementare l'effetto terapeutico di questi alimenti?».

Paziente: «Mi sorprende che a domandarmelo sia proprio un terapeuta. Però sì, in effetti qualcosa del genere esiste. Per esempio, se si incide un particolare simbolo su una bottiglia di vetro e poi si espone direttamente l'acqua di fonte al suo interno per diversi giorni alla luce del sole, l'effetto terapeutico dell'acqua aumenta. Per me è meglio di qualsiasi medicina».

Terapeuta: «Non sono informato quanto lei sulle energie negative, però presumo che si possano sconfiggere con energie sufficientemente positive».

Dopo che il paziente ebbe annuito in segno di assenso, il mio collega proseguì: «Quanta di questa acqua dovrei utilizzare, e in che modo, per neutralizzare l'effetto negativo che secondo lei hanno i prodotti di XY? Sto pensando concretamente alla situazione di suo padre».

Paziente: «È un'ottima domanda, non ci avevo mai pensato. Credo che se pulirò a fondo tutto l'appartamento con un umidificatore per ambienti e l'acqua giusta per un giorno intero, potrei rimetterci piede perlomeno per qualche ora».

Terapeuta: «E se preparasse i pasti per suo padre esclusivamente con quell'acqua?».

L'uomo rifletté un istante, poi disse: «Dal momento che le energie si annullano a vicenda, di sicuro il cibo non sarebbe molto nutriente o salutare, ma almeno non farebbe ammalare subito papà. Io continuerei a non mangiarne, ma al mio vecchio la cosa importa meno. Solo, non vuole che gli compri qualcos'altro visto che ha la dispensa ancora piena».

Terapeuta: «Quindi ha la possibilità di procurarsi quell'acqua? Perché in tal caso avremmo risolto in fretta e senza troppe difficoltà quanto meno il problema più urgente».

In effetti il paziente aveva una quantità sufficiente di quell'acqua terapeutica per neutralizzare le energie negative in casa di suo padre. Certo, non che così il suo disturbo ossessivo-compulsivo fosse sparito, ma perlomeno adesso aveva la possibilità di ridurre la sua compulsione da contatto tanto da poter adempiere ai suoi doveri. Quando tornammo a discutere di questo caso con il team alla supervisione successiva, una collega fece notare che pur avendo dato un aiuto momentaneo al paziente, era possibile che avessimo addirittura confermato le sue ossessioni e quindi rinforzato le sue compulsioni. Un'obiezione del tutto giustificata, che però sollevava la questione della possibile alternativa. Purtroppo in questo caso i consueti approcci della terapia comportamentale cognitiva e soprattutto l'esposizione ai prodotti che scatenavano le paure del paziente non mostravano l'effetto desiderato, al contrario: la certezza dell'esistenza di energie negative era così forte che l'esposizione aveva avuto addirittura un effetto nocebo.

L'effetto nocebo: il potere oscuro della psiche

Immagino che tutti o quasi conosciate l'effetto placebo. Credere che pillole di zucchero prive di sostanze attive, i cosiddetti placebo, siano in realtà farmaci potentissimi può far subentrare un effetto positivo anche se non c'è alcuna ragione farmacologica a giustificarlo.

Tuttavia può subentrare anche l'effetto contrario. Se qualcuno crede di aver preso al posto di una pillola di zucchero un farmaco noto per i pesanti effetti collaterali, questi possono presentarsi anche se si dimostra che gli è stato somministrato soltanto un placebo. L'effetto negativo del placebo si chiama effetto nocebo. Anche nel caso appena descritto il paziente era così convinto dell'effetto negativo di determinati prodotti che l'esposizione terapeutica a quegli stessi prodotti doveva avere scatenato in lui un effetto nocebo. O perlomeno, questo è quanto è lecito supporre basandosi sul momento e il tipo di malattia, considerato che oltre a disturbi di stomaco e attacchi di vertigini, anche l'eritema è noto per avere assai spesso cause psicosomatiche.

Combattere il simile con il suo simile

Se si ha il sospetto che la causa di un problema fisico sia da ricercare nella psiche, perché non ricorrere alla forza del pensiero per attivare la guarigione? In effetti spesso le malattie psicosomatiche rispondono poco o niente ai trattamenti medici classici. Per esempio, soltanto negli ultimi dieci anni nella mia cerchia di conoscenze ci sono stati tre casi in cui il soggetto colpito ha cercato per mesi di trattare farmacologicamente un esantema senza alcun risultato. Per tutti e tre il doloroso sfogo cutaneo è scomparso invece nel giro di quarantotto ore dopo che il punto era stato trattato da una guaritrice.

Per quanto non sappia quali parole misteriose siano state pronunciate, sono comunque convinto che non siano state tanto quelle a mettere in moto le energie di autoguarigione, quanto piuttosto la fiducia nella loro efficacia.

In sostanza i disturbi psicosomatici e i metodi di guarigione spirituale non sono altro che due facce della stessa medaglia. Nocebo e placebo si annullano praticamente a vicenda. E dal momento che nel caso in questione il pensiero magico aveva provocato problemi fisici reali, logica voleva che si utilizzasse il pensiero magico per fornire al paziente un aiuto rapido, anche se il nostro obiettivo primario era non soltanto rendere sopportabili le compulsioni, bensì eliminarle del tutto. Se però per qualche ragione ciò non è possibile, o se il processo di guarigione si dimostra lento e faticoso, a volte preferisco consentire comunque al paziente una vita più facile, almeno nel quadro della sua logica compulsiva.

In sostanza i disturbi psicosomatici e i metodi di guarigione spirituale non sono altro che due facce della stessa medaglia.

La radio umana

Una volta nel corso di un'intervista radiofonica mi fu chiesto se a mio parere la forza della psiche possa incontrare dei limiti.

Allora avevo risposto di no, aggiungendo che sarei stato molto lieto che finalmente corpo e anima tornassero a essere considerati per quello che sono, vale a dire un'unità inscindibile.

Rilascio spesso interviste, ma quell'intervento venne a coincidere con un fatto che rispecchiava in modo particolare l'argomento trattato in questo capitolo, vale a dire che in quanto terapeuti possiamo lavorare letteralmente con tutto ciò che serve ai nostri pazienti, purché sappiamo dare libero sfogo alla fantasia.

Il fatto cui accennavo si verificò quando un amico mi telefonò per chiedermi un colloquio riguardo il figlio venticinquenne, che dopo diversi esperimenti con le droghe era rimasto invischiato in una brutta psicosi. Quel padre in pena aveva avuto una carriera di successo come psichiatra. Adesso era alle soglie della pensione e il fatto che proprio suo figlio non rispondesse bene alle terapie con cui aveva aiutato tanti pazienti era un cruccio enorme. Pur seguendo una terapia farmacologica il ragazzo continuava a sentire strane voci che lo spingevano a determinati comportamenti che non tratterò in dettaglio. Conoscevo il ragazzo fin da quando era piccolo e desideravo aiutare sia lui sia suo padre, anche se allora avevo poca esperienza con quel quadro clinico particolare e a causa della mia formazione non potevo e non volevo trattare psicosi.

Poi però mi venne un'idea. Mi accordai con padre e figlio per andare a fare una passeggiata nel corso della quale raccontai una storia che avevo sentito da un chirurgo maxillo-facciale. Quel medico aveva in cura una donna dalla cui bocca dopo l'inserimento di un apparecchio ortodontico uscivano i suoni sommessi di un programma radiofonico. Non appena metteva la mascella in una certa posizione si sentiva distintamente una musica o uno speaker che leggeva gli aggiornamenti sul traffico.

A quanto sembrava era sufficiente la combinazione tra il filo ricurvo dell'apparecchio, una corona d'oro, un amalgama e l'acidità della saliva per fare della bocca di quella donna un semplice apparecchio ricevente. Tutto questo mi ricordò un gioco che avevo avuto da bambino. Allora avevo costruito una radio funzionante collegando un paio di fili e di condensatori, solo che nel mio caso l'energia era fornita da una batteria e non da due metalli diversi e un po' di acido nella bocca.

Mentre passeggiavo con i due uomini lungo la sponda della Sprea, continuai a pensare ad alta voce e commentai: «Se potessimo rendere visibili tutti i radiosegnali che ci circondano probabilmente attorno a noi ci sarebbe un bel caos. Pensateci: migliaia di trasmettitori televisivi e radiofonici, e poi le frequenze dei cellulari e quelle delle radio di polizia, vigili del fuoco e volontari del soccorso: tutto questo è presente nell'aria senza che ce ne rendiamo conto. Se penso all'architettura del cervello umano, non mi stupisce che ci siano persone che sentono cose che ad altri rimangono nascoste, perché in linea di massima nella nostra testa abbiamo tutto quel che occorre per poter ricevere segnali radio. In fin dei conti le sinapsi sono conduttori elettrici, le cellule della glia svolgono fondamentalmente la stessa funzione dei condensatori e nel cervello scorre energia in abbondanza. Perciò abbiamo davvero tutto quello che sarebbe necessario per ricevere i segnali radio. È probabile che tutti nel loro cervello possano ricevere i programmi radiofonici o televisivi, solo che fin da piccoli abbiamo imparato a filtrare tali segnali per non impazzire. Chi lo sa, magari le sostanze psicoattive fanno in modo che proprio questi utilissimi filtri divengano permeabili. Perlomeno questo spiegherebbe qualcosa».

Dall'espressione del ragazzo vidi che la mia piccola conferenza aveva smosso qualcosa dentro di lui.

Quando più tardi mi ritrovai solo con il mio amico, proseguendo la discussione al tavolo della sua cucina davanti a una bella bottiglia di vino, mi disse:

«Quello che hai raccontato prima sulla Sprea non è passato inosservato a Tim, ma lo sai anche tu. Sono sicuro che non c'è niente che desideri di più di una spiegazione per tutto quello che sta provando. Ma da solo non ce la farà di certo a eliminare le voci dalla sua testa».

Io: «Forse da solo no, ma se ha "comprato" questa spiegazione, tu potresti lavorarci su. Sai quanto me che ogni pensiero nella mente crea nuovi collegamenti sinaptici. So che nel caso delle psicosi l'ipnosi è controindicata, ma forse conversando con Tim riuscirai a inserire nella testa una manopola con cui potrà decidere da solo quali stazioni vuole ricevere? Magari una bella manopola argentea come quelle dei vecchi impianti stereo. Chi lo sa, forse gli basterà pensare intensamente di ruotarla per trovare la trasmissione adatta a farlo stare meglio. E con un po' di fortuna troverà addirittura una frequenza in cui regna soltanto la pace: quello sarebbe davvero il massimo. In ogni caso, lui le voci le sente già, per cui la ricerca di una sintonia immaginaria non potrà fare grossi danni, giusto? Tanto più che riflettere su questa spiegazione crea nuovi collegamenti sinaptici, ma più mirati».

Il mio amico non sembrava molto convinto e rimase incerto se aprire una nuova bottiglia di vino: secondo lui la prima mi aveva già fatto male! A quel punto cambiammo argomento, perciò mi concesse ancora un bicchiere prima che chiamassi un taxi per tornare a casa.

Circa sei settimane dopo mi telefonò di nuovo e riferì che non era riuscito a togliersi dalla testa la nostra conversazione. Due giorni dopo la nostra passeggiata anche suo figlio gli aveva chiesto se la mia idea di una "radio umana" non potesse avere un senso. Seguendo l'istinto, il mio amico aveva introdotto nel discorso la ricerca della sintonia di cui avevamo parlato e gli era parso di avere risvegliato l'interesse del ragazzo, che da quel momento aveva iniziato un esercizio mentale in cui tutti i giorni immaginava di essere sempre più bravo a stabilire quali "frequenze" ricevere e quali no. Già nel giro di pochi giorni era nettamente migliorato e ormai sono trascorsi parecchi anni senza che quelle strane voci si siano fatte risentire.

Se fosse stata davvero l'idea della "radio umana" a ottenere dei risultati in Tim o se semplicemente i farmaci avessero agito con un notevole ritardo rispetto al solito non potrei dirlo, o forse si trattava soltanto di un insieme delle due cose; ma quello che mi preme sottolineare è un punto molto diverso: chi soffre di ossessioni a volte ha la sensazione di *diventare matto mentre la mente continua a funzionare normalmente*. Se però è possibile tenere sotto controllo persino le psicosi, qualunque sia il metodo utilizzato, allora lo stesso vale a maggior ragione per i DOC. Lasciate perdere giudizi come *giusto* o *sbagliato*. I vostri pensieri ossessivi si alimentano della vostra fertilissima fantasia, perciò potete sfruttare questa stessa fonte di energia per liberarvi in fretta e in maniera permanente di ogni compulsione. Ma questo vale soltanto se vi permettete di credere che sia possibile riuscirci in tempi brevi.

È senz'altro vero che molti impiegano mesi se non anni per superare del tutto un DOC, ma è vero anche che moltissimi altri raggiungono questo scopo molto più in fretta. Perciò, se finora avete creduto che la terapia dei disturbi ossessivo-compulsivi sia sostanzialmente difficile e noiosa, è arrivato il momento di dire addio a questa convinzione, che spesso non è altro che una falsa credenza generalizzata. Può essere che anche nel vostro caso ci voglia un po' per riuscire a riprendere a vivere la vita senza compulsioni, ma non potete essere sicuri al cento per cento che sia davvero così, non è vero? Abbiate fiducia che la vostra fantasia non ha soltanto il potere di creare compulsioni, ma ha anche l'energia per tirarvi fuori dal DOC. E a volte la cosa può funzionare addirittura più in fretta di quanto non possiate immaginare, soprattutto se non vi create dei limiti da soli con false credenze.

Abbiate fiducia che la vostra fantasia non ha soltanto il potere di creare compulsioni, ma ha anche l'energia per tirarvi fuori dal DOC.

La compulsione al contatto

Nel caso della compulsione al contatto il soggetto deve toccare ripetutamente qualche oggetto. Non di rado questa compulsione deve sottostare a rituali rigidi. Spesso i soggetti che ne sono affetti hanno regole precise sulla sequenza con cui devono toccare determinate cose, oltre al dove e al come, e se non riescono a seguirle o se il loro rituale viene disturbato non di rado reagiscono con paura o addirittura si fanno prendere dal panico. Di solito alla base di questa reazione c'è l'idea di dover essere "puniti" per non essere riusciti ad attenersi a regole autoimposte. Se invece le regole sono fissate dall'esterno, per quanto assurdo qui non si configura un quadro compulsivo, nonostante il comportamento e anche le sensazioni associate siano spesso simili.

Chi come me da bambino è cresciuto nella campagna bavarese probabilmente sa di che cosa sto parlando. Nella nostra regione in cui il cattolicesimo aveva un grosso peso sono stato regolarmente testimone di contatti compulsivi senza che allora me ne rendessi conto. Quando la domenica tutti andavano in chiesa per partecipare alla messa, per pregare o per confessarsi, il contatto ritualizzato era all'ordine del giorno.

Più una persona era credente, o perlomeno mostrava di esserlo, più i suoi contatti sembravano compulsivi. Ecco un paio di esempi:

◊ Sgranare il rosario durante la recita del Padre Nostro.
◊ Il bacio del crocifisso che si portava appeso al collo con una catenina per dimostrare il proprio amore nei confronti di Nostro Signore.
◊ Il segno della croce non appena si metteva piede in chiesa o si intravedeva un possibile pericolo.

Lungi da me giudicare in qualche modo riti religiosi di qualsivoglia confessione: i gesti ripetitivi servono a dare al credente struttura e sostegno e hanno la loro ragion d'essere sin dagli albori dell'umanità.

Quello che voglio sottolineare è la circostanza per cui un determinato comportamento che da una parte viene considerato patologico in un altro contesto è socialmente accettato. Se in campo religioso il pensiero magico e anche le relative compulsioni al contatto sono del tutto normali, allora lo stesso dovrebbe valere perlomeno in una certa misura anche in psicoterapia. L'unica cosa che conta è inserire il comportamento compulsivo nella quotidianità del soggetto in modo che non abbia a soffrirne e che non faccia soffrire altri.

Un determinato comportamento che da una parte viene considerato patologico in un altro contesto è socialmente accettato.

Caso di studio

Una paziente trentottenne portava giorno e notte al collo una catenina con un artistico ciondolo d'argento. Il gioiello era appartenuto alla sua defunta madre, alla quale si sentiva particolarmente legata quando lo toccava. Lo stringeva nella mano soprattutto quando doveva prendere una decisione e pensava a quello che la madre le avrebbe consigliato in quel caso. Senza quel piccolo rituale ormai non era quasi più in grado di decidere alcunché. La cosa interessante è che finché la madre era in vita la mia paziente le chiedeva consiglio esclusivamente per le decisioni che rivestivano un'importanza particolare. Quando di preciso si fosse sviluppata la sua compulsione la donna non avrebbe saputo dirlo. Era stato, come per la maggior parte dei DOC, un processo strisciante che per molto tempo non aveva avuto un'incidenza negativa sulla sua vita. Al contrario: a volte scherzava persino sul suo piccolo tic, il che le dava un certo fascino. Le cose però erano cambiate di colpo quando aveva perso i sensi in seguito a un incidente in bicicletta e si era ripresa soltanto dentro l'ambulanza. Convinta di avere perso catenina e ciondolo, si era agitata al punto che per poter continuare le loro cure i sanitari si erano visti costretti a somministrarle un potente sedativo. Dopo che gli esami effettuati in ospedale avevano constatato l'assenza di traumi interni, la donna era stata dimessa. In seguito aveva appurato che la polizia intervenuta sul posto aveva ritirato non soltanto la bici danneggiata, ma anche la catenina spezzata e il ciondolo.

L'incidente l'aveva dolorosamente resa consapevole di quanto la sua compulsione al contatto fosse ormai spiccata e si era rivolta a noi per un aiuto. La collega che la prese in carico era convinta come me che non fosse necessario liberarla del tutto da quella compulsione, visto che l'idea di poter prendere una buona decisione soltanto dopo avere stabilito un contatto mentale con sua madre non

era di per sé negativa. Il problema era rappresentato piuttosto dall'aver unito quel legame mentale a un oggetto che poteva facilmente andare smarrito.
Notando che la paziente aveva diversi tatuaggi in molti punti del corpo, la nostra collega le chiese se potesse immaginare di indossare una copia del ciondolo sotto forma di tatuaggio, perché in tal caso avrebbe potuto stabilire con il gioiello un contatto di altro tipo, magari addirittura più intenso, che andasse a sostituire la compulsione precedente. Alla trentottenne l'idea piacque all'istante e neppure un mese dopo sul dorso della sua mano sinistra figurava un nuovo tatuaggio. Su consiglio della terapeuta durante la lunga e in parte anche dolorosa operazione la paziente aveva ripetutamente immaginato che a ogni singola puntura la compulsione si spostasse sempre più in profondità nel corpo, finendo per dissolversi, e in effetti da quel momento le bastò una semplice occhiata al suo nuovo tatuaggio per provare le sensazioni fino a quel momento scatenate soltanto dal contatto con il ciondolo fisico: un profondo legame con la madre e la sicurezza di poter prendere buone decisioni anche da sola. Da allora la catenina con il ciondolo poté di nuovo rimanere a casa e aveva ormai soltanto una funzione: quella di un caro oggetto ereditato che si ama indossare quando si intona all'abbigliamento e all'umore.

Onde evitare malintesi: non sto in alcun modo sostenendo che basti un tatuaggio per liberarsi di una compulsione al contatto. Questo non è che un semplice esempio, e suggerirei questo sistema soltanto se è adatto al proprio stile di vita.

Qui si tratta piuttosto di approfondire quali emozioni e risorse si celino dietro il contatto con determinati oggetti o parti del corpo. Una volta appurato questo, ci sono molte possibilità per ancorarle anche in altri modi, per esempio trasferendo la compulsione a un punto o a un oggetto migliore. A questo proposito voglio sottoporvi un nuovo esempio con una forma di compulsione in cui l'"ancoraggio" ha avuto a sua volta un ruolo decisivo.

3.8 Il disturbo da accumulo

Molti amano collezionare oggetti. Che si tratti di bei sassolini, adesivi, scatole di fiammiferi, statuine di animali, modellini di automobili o cartoline, la passione per il collezionismo non conosce confini. Finché queste cose vengono scelte con cura e lo spazio in cui vengono custodite o esposte è ben definito non c'è nulla da obiettare. L'accumulo di beni più o meno preziosi diventa compulsione soltanto quando vi si attribuisce un esagerato legame emotivo.

Se si arriva al punto che la perdita di uno di questi oggetti angoscia il collezionista tanto da farlo reagire con la paura o addirittura il panico è segno che si è decisamente superato un limite.

L'accumulo di beni più o meno preziosi diventa compulsione soltanto quando vi si attribuisce un esagerato legame emotivo.

Una persona con una spiccata compulsione all'accumulo che venga costretta a separarsi dalla sua presunta zavorra (per esempio per la necessità giustificata di fare spazio) si oppone con tutte le forze e spesso diventa aggressiva.

Questo comportamento si spiega con il fatto che le stiamo chiedendo di separarsi non da qualcosa di inutile, bensì da quello che lei percepisce come un pezzo della sua stessa identità. Dal punto di vista psicoterapeutico anche qui occorre dunque chiedersi: come avviene? O, per dirla in termini più concreti: in che modo il soggetto associa così fortemente la sua identità a determinati oggetti al punto che la loro perdita scatena un tale terrore?

Molto passato, poco futuro

Io e i miei colleghi abbiamo già notato che spesso chi ha una compulsione all'accumulo vive nel passato. È legato a vecchie relazioni, parla con nostalgia dei suoi ricordi di gioventù o fa dichiarazioni del tipo: «Prima andava tutto meglio».

Se invece gli si chiede che cosa si aspetta dal futuro o se c'è qualche obiettivo concreto che sta perseguendo di solito non ha molto da dire.

Non avere prospettive piacevoli nel futuro più o meno prossimo significa privarsi di una preziosa fonte di energia. Per trovare la forza necessaria per portare a termine un compito, infatti, bisogna immaginare di avere già raggiunto l'obiettivo. Prendiamo l'esempio della patente di guida: mentre vi preparate all'esame non visualizzate nella vostra mente l'esaminatore che scuote la testa deluso e se ne va senza rilasciarvi il prezioso certificato, a meno che non vogliate essere bocciati. Piuttosto immaginate di avere compiuto tutte le manovre alla perfezione e poi di esibire con orgoglio alla famiglia e agli amici la vostra patente di guida nuova fiammante.

Concentrarsi sul conseguimento di qualcosa, però, non è soltanto una preziosa fonte di energia, ma è una conformazione mentale che protegge dai disturbi psichici. Quando invece non si hanno obiettivi e desideri per il proprio futuro il

Non avere prospettive piacevoli nel futuro più o meno prossimo significa privarsi di una preziosa fonte di energia.

subconscio può sentirsi costretto a ricorrere a fonti di energia alternative. E alla ricerca di una stabilità emotiva può accadere di associare ad alcuni oggetti sensazioni positive come autostima o sicurezza. In psicologia in questo caso si parla di "ancoraggio".

Ancoraggi buoni e cattivi

In linea di massima l'ancoraggio non è un male. Tutti noi abbiamo bisogno di ancoraggi e li utilizziamo anche senza rendercene conto. Associamo emozioni a oggetti, rumori, parole, immagini, odori, contatti o anche sapori. Io, per esempio, ho ancorato uno splendido ricordo della mia defunta nonna al sapore dei biscotti di Natale appena sfornati. Ogni volta che durante le feste di fine anno addento uno di quei dolcetti deliziosi sono assalito da un bel ricordo d'infanzia che per il resto dell'anno rimane nascosto da qualche parte in fondo al mio subconscio.

Tutti noi abbiamo bisogno di ancoraggi e li utilizziamo anche senza rendercene conto.

Ecco un paio di altri esempi di ancoraggi che forse conoscerete anche voi. Un profumo può rimandare a una romantica notte d'amore. Forse sono anni che non pensate più al vostro amato o alla vostra amata, eppure bastano un paio di molecole di un profumo familiare colte per caso e ZAC! Ecco riaffiorare tutti i ricordi. Per altri può essere una certa canzone che di colpo fa ripensare a persone e situazioni che sembravano dimenticate da tempo. E anche a parole, a oggetti o a un luogo possono essere associati ricordi e forti sensazioni, sia in positivo che in negativo. Chi soffre di stress post-traumatico sa benissimo di che cosa parlo. In questi casi se si vuole evitare di rivivere il trauma è particolarmente importante sovrascrivere questi ancoraggi negativi a livello neurale.

Anche vecchi ancoraggi possono essere potenti

Nei miei seminari, quando affronto il tema del potere insito negli ancoraggi a volte per divertirmi con espressione serissima dico: «Bene, adesso tirate fuori il quaderno e facciamo un esamino». Questo antichissimo ancoraggio scolastico per qualcuno è talmente radicato che persino medici di una certa età con venti anni di professione alle spalle hanno un lieve sussulto e sentono accelerare il cuore. Basta la frase giusta e la paura che credevano superata da tempo si risveglia anche a distanza di anni.

Chi impara a ridere di se stesso diventa invulnerabile

In chi soffre di un disturbo da accumulo associare sensazioni positive a qualcosa offre stabilità mentale. È per questo che la perdita di un oggetto da collezione è vissuta come una minaccia, perché si teme di perdere anche l'emozione relativa. Pertanto occorrerà chiarire quali sensazioni particolari siano legate a quell'oggetto per poi cominciare poco alla volta ad ancorare sensazioni indispensabili quali sicurezza o autostima a fonti diverse. A volte è più facile del previsto, soprattutto se si mette in gioco l'umorismo, visto che, come abbiamo già detto, il cervello ama le risate e le situazioni assurde, ed è proprio questa l'arma da sfruttare per sostituire gli ancoraggi cattivi con altri migliori. Permettetemi di spiegarlo con l'esempio succitato dell'ancoraggio scolastico.

Se la frase: «Bene, adesso tirate fuori il quaderno e facciamo un esamino» viene pronunciata con decisione, anche l'adulto più sicuro di sé torna per un attimo a sentirsi uno scolaretto timoroso. Poi però, vedendo il mio largo sorriso la sensazione cambia. Allora tutti ridono di sé e non pochi si stupiscono nel rendersi conto di quanto persino un ancoraggio così vecchio possa essere tuttora potente. Almeno per questa volta.

Se infatti dopo un po' pronuncio la stessa frase, si scatena subito una risata, perché il nostro cervello non è in grado di associare allo stesso impulso sensazioni contrastanti. Nel giro di pochi secondi la risata ha distrutto un'antichissima associazione con la paura. A livello neurale si formano innumerevoli collegamenti sinaptici che ancorano la nuova sensazione positiva tanto saldamente quanto in precedenza quella negativa.

Più si impara a ridere di cuore di sé, più il cervello capisce in fretta che i timori infondati non hanno motivo di esistere e possono essere sovrascritti a livello neurale. E così in un batter d'occhio un ancoraggio spaventoso diventa un gancio umoristico. Un terapeuta consapevole del potere di questa trasformazione non soltanto manterrà il più a lungo possibile la prima risata, ma subito dopo produrrà altri ganci umoristici e li userà più volte per rafforzarne l'effetto positivo.

E non solo: anche i familiari di pazienti ossessivo-compulsivi possono ottenere risultati sorprendenti con questo sistema. In effetti spesso è di gran lunga più utile sfottere amorevolmente qualcuno per le sue compulsioni e spingerlo a farsi una bella risata che non usare una fuorviante empatia, che – sempre per la regola per cui un cervello non può reagire alla

> Più si impara a ridere di sé, più il cervello capisce in fretta che i timori infondati non hanno motivo di esistere e possono essere sovrascritti a livello neurale.

medesima situazione con emozioni opposte – rischia di rinforzare ancora di più le sue compulsioni. Perciò anche essere troppo comprensivi può confermare al soggetto ossessivo-compulsivo che il suo è un problema grande e insuperabile.

Provate invece a smussare una situazione già carica di stress con un commento spiritoso, e darete modo al cervello di associare la stessa azione a emozioni migliori. Tra parentesi, funziona anche se lì per lì il soggetto si arrabbia perché non si sente preso sul serio. Perciò non lasciatevi smontare da una reazione negativa e insistete a spingere comunque il soggetto a farsi una bella risata, perché è proprio questo a rendere così efficace anche la terapia provocativa di Frank Farrelly. E naturalmente la si può impiegare con successo anche nella cerchia familiare o in quella degli amici.

Essere troppo comprensivi può confermare al soggetto ossessivo-compulsivo che il suo è un problema grande e insuperabile.

Quando l'empatia procura più danni che vantaggi

In linea di massima l'empatia è una qualità splendida. Sapersi immedesimare negli altri è essenziale per svolgere bene il proprio lavoro sia nella psicoterapia sia nella professione medica e persino nel commercio. Tuttavia a volte, anche se animata dalle migliori intenzioni, l'empatia può risultare nociva, perché impedisce all'altro di trovare la motivazione per sviluppare la forza necessaria per operare il cambiamento voluto.

Per spiegare meglio quello che intendo diamo una rapida occhiata allo spettro degli stati d'animo umani. In modo semplificato, si tratta di una scala a cinque gradini. Sul gradino più basso e più debole a livello di energia dominano la DEPRESSIONE e la PAURA. Sul secondo troviamo la RABBIA, anch'essa un'emozione negativa, ma comunque più potente del primo gradino. Ai gradini tre, quattro e cinque seguono la NEUTRALITÀ, la SPERANZA e l'AGIRE ISPIRATO. Il livello più alto è quello in cui viviamo sicuri di noi e in cui soddisfazione e felicità sono di casa.

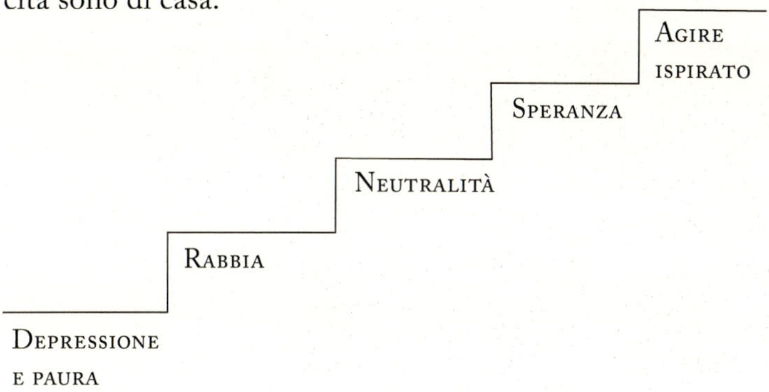

Di solito per lasciare il livello inferiore bisogna salire i gradini in sequenza, perciò un po' di rabbia non è necessariamente nociva, è il primo livello che il soggetto deve raggiungere per uscire dal suo abisso mentale. Per riconoscere la profonda verità dietro questo modello a gradini basta osservare la propria vita. Non abbiamo forse tutti attraversato momenti in cui ci sentivamo a terra e soltanto un accesso di rabbia ci ha procurato l'energia necessaria per deciderci ad agire? In questo senso, che la rabbia fosse rivolta ad altri o a noi stessi è indifferente. Ecco un esempio.

Per liberarsi da un rapporto deprimente è necessario che il compagno ci tradisca. La brutta relazione in sé non è sufficiente a portare alla tanto attesa separazione, solamente la rabbia per il tradimento ci dà l'energia necessaria per chiudere una volta per tutte. A quel punto raggiungiamo la neutralità al livello tre, dove non abbiamo più bisogno di giustificarci o di cambiare, possiamo essere noi stessi e basta. Se poi conosciamo qualcuno con cui intraprendere una nuova relazione, arriviamo al livello quattro. Questa nuova speranza conduce infine al quinto gradino, al quale troviamo l'energia necessaria per cercare attivamente di avviare la nuova relazione.

L'importante è capire che nessuno può fare il salto dal primo gradino al quinto: si deve scalare un gradino dopo l'altro, e magari già al secondo bisogna fare una breve sosta. Cercare di evitarlo sarebbe un errore, perché si rischia di rimanere bloccati sul primo gradino molto più a lungo del dovuto.

Qualcuno potrebbe obiettare che le relazioni si rompono anche perché ci si innamora di qualcun altro, cioè che si passa dal gradino uno direttamente al quattro, vale a dire alla speranza di una nuova relazione; ma a ben vedere non è così, perché anche in questo caso di solito la separazione ha luogo soltanto quando avviene qualcosa che rappresenta la classica goccia che fa traboccare il vaso. La rabbia, cioè il gradino numero due, porta poi a scambi insoddisfacenti in seguito ai quali ai due partner non importa più di salvare la relazione, vale a dire giungere al livello tre, quello della neutralità.

Tra parentesi, l'immagine della scala funziona anche al contrario, perché se è vero che in linea di massima bisogna salire i gradini uno alla volta, è vero anche che la caduta può essere maledettamente veloce. Tradotto nello spettro degli stati d'animo umani, questo significa che a chi sta bene può bastare una brutta esperienza per provare di colpo una certa depressione, da cui potrà uscire soltanto risalendo di nuovo i gradini uno dopo l'altro. Non lo dico per scoraggiarvi, ma per spingervi a non evitare il secondo gradino e a vedere la rabbia per quello che è: uno stadio energetico superiore da scalare che rappresenta soltanto un livello intermedio sulla strada verso l'alto. Per chi è vicino a un soggetto affetto da una malattia psichica ciò significa: di tanto in tanto non abbiate paura di trattare con un po' di durezza il vostro caro affetto da compulsioni, ansia o depressione, ma mi raccomando di NON farlo in modo maligno o offensivo, bensì di usare la giusta dose di umorismo, che provochi nell'altro quel piccolo scatto di rabbia che gli darà l'energia necessaria per continuare la salita. Quando avrete trovato una formulazione spiritosa che serva esattamente allo scopo, fatene un gancio umoristico stabile. In questo modo avrete uno strumento efficace con cui all'occorrenza potrete rimettere rapidamente in piedi il vostro caro.

I ganci umoristici: più sono divertenti meglio è

Spesso i comici bravi hanno più d'un gancio umoristico. Certi gesti e frasi vengono distribuiti su diversi programmi e diventano tormentoni che mettono il pubblico di buon umore come premendo un pulsante. Per esempio il comico tedesco Rüdiger Hoffmann è famoso per il suo: «Ehilà, salve! Non so se lo sapevate, ma...». Questa frase non è altro che un gancio umoristico che, perlomeno nel mio caso, funziona benissimo. Anche i terapeuti del nostro studio utilizzano spesso e volentieri ganci di questo tipo. Particolarmente apprezzato in questo senso è Erwin, un porcellino di gomma rosa con due occhioni sporgenti. Questo giocattolino per cani non soltanto ha un aspetto veramente sciocco, ma emette anche buffi grugniti o grufolii a seconda della forza con cui lo si preme. Per i pazienti con la tendenza a lasciarsi prendere sempre di più da paura, depressione o compulsioni, spesso Erwin funge da "spia" di questa spiacevole autoprogrammazione. A ogni falsa credenza – come tra noi psicoterapeuti chiamiamo spesso questo processo controproducente – Erwin emette suoni così sciocchi che non appena mi vedono avvicinare la mano al maialino quasi tutti sorridono. E il bello è che in questi momenti i pazienti non ridono soltanto di Erwin, ma inevitabilmente anche di sé. Perché il buffo porcellino emette suoni soltanto quando dalla bocca del mio interlocutore esce una falsa credenza: ci sono sedute in cui grufola e grugnisce così spesso che i miei pazienti rimangono increduli nel constatare quanto si programmino negativamente senza neanche accorgersene. Ecco un altro esempio tratto dalla nostra pratica.

La signora N. era un'imprenditrice di successo, abituata a essere obbedita all'istante da tutti sul lavoro. Era sposata e aveva due figlie adolescenti. Nel suo matrimonio, invece, i ruoli erano distribuiti diversamente. Suo marito, un architetto affermato, pretendeva che sia l'educazione delle figlie sia i compiti in casa venissero distribuiti equamente.

Durante un periodo più stressante del solito la signora N. sviluppò l'ossessione di poter fare del male al marito o alle figlie. Ovviamente trovava questa idea profondamente inquietante perché lei amava la sua famiglia, perciò cercava di scacciare quel pensiero come meglio poteva. Le compulsioni con cui si sforzava di neutralizzare i suoi pensieri si manifestarono in un primo tempo con un eccesso di lavaggi, per poi passare all'accumulo compulsivo. Tutto ciò che aveva un qualche legame con i primi cinque anni di vita delle sue due figlie si sovraccaricò emotivamente a tal punto che bastava la perdita di un solo disegno fatto dalle figlie quando erano piccole per scatenare in lei un crollo nervoso. La signora N. associava a quegli oggetti ricordi di un tempo in cui se la cavava ancora bene nel suo ruolo di mamma e aveva con il marito un rapporto felice e alla pari. Quelle sensazioni comprendevano quindi sia amore incondizionato sia riconoscimento e sicurezza sotto forma di armonia familiare.

Il mio compito di terapeuta consisteva da un lato nel trovare un modo ingegnoso di trasferire queste associazioni, dall'altro nel creare ganci umoristici stabili con cui la signora N. potesse agire attivamente contro le sue stesse false credenze, che sembravano essere le maggiori cause dello stato permanente di stress cui a suo dire reagiva con pensieri ossessivi e azioni compulsive.

Le fabbriche di false credenze

La prima volta che la signora N. venne da me in studio capii già dopo pochi minuti che era una vera fabbrica di false credenze. È così che da noi chiamiamo i pazienti la cui comunicazione consiste soprattutto nello sparare una falsa credenza dopo l'altra. Pertanto non potei fare a meno di presentarle Erwin. Le spiegai che avrebbe emesso regolarmente un verso ogni volta che avesse riconosciuto un'autoprogrammazione sfavorevole. Capii subito dalla sua faccia che si era aspettata parecchie cose, ma di certo non di doversi giustificare davanti a un giocattolino di gomma.

Signora N.: «È cominciato tutto quando di colpo questo nostro grosso cliente ha deciso di passare alla concorrenza. Se non lo avessi riacchiappato, di sicuro la nostra ditta sarebbe andata a rotoli».

Non riuscì ad andare oltre, perché subito Erwin reagì a quella falsa credenza grufolando allegramente. La signora N. mi guardò perplessa e io obiettai: «Non vorrà davvero venirmi a dire che la perdita di un solo cliente potrebbe mandare all'aria la sua società?».

Signora N.: «No, certo che no. Però avremmo dovuto trovare in fretta nuovi clienti o perlomeno licenziare qualcuno».

Io: «Be', detta così è un po' diversa. Non trova anche lei che tra: "Nel peggiore dei casi avrei dovuto licenziare qualcuno" e: "La nostra ditta sarebbe andata a rotoli" ci sia un po' di differenza?».

Signora N., visibilmente spazientita: «Sono solo sottigliezze. Magari mi sarò espressa male, ma non cambia una virgola nella mia situazione».

Erwin emise un nuovo grufolio piuttosto sciocco, cui la signora N. reagì con un sorriso tirato e uno scrollare della testa.

Io: «Sembra che Erwin la pensi diversamente, e tra parentesi anch'io. Può essere che lei trovi così grave la sua situazione soltanto perché, come ha detto lei stessa, si esprime male? Dopotutto quando parla si ascolta. In fondo lo ha detto lei che il suo disturbo ossessivo-compulsivo è cominciato quando lo stress ha preso il sopravvento in ditta, perciò sarebbe interessante scoprire quanto di quello stress è autentico e quanto è soltanto frutto della sua immaginazione, non trova?».

Signora N.: «Lo stress non me lo immagino. Dopotutto ci sono più di cento persone che dipendono da me e...».

Erwin prese di nuovo la parola, questa volta con uno stridio acuto e prolungato.

La signora N. era visibilmente stizzita per la nuova interruzione, ma adesso si trovava proprio nello stato energetico che mi occorreva per condurla al livello successivo.

Io: «Vede, questo è quello che intendo per false credenze. Anziché riflettere se non sia lei stessa a mettersi troppo sotto pressione, butta altra benzina sul fuoco, perché il pensiero che oltre cento persone dipendano da lei nel bene e nel male ottiene esattamente questo: ALTRO STRESS. Tanto per chiarire, mi permetta di farle una domanda: la sua società è per caso una cooperativa sociale? Ha assunto personale che non troverebbe mai un altro lavoro da un'altra parte?».

La signora N., quasi offesa, replicò: «Certo che no. Ho degli ottimi collaboratori e, anzi, il problema è che la concorrenza cerca di continuo di portarmeli via».

Io: «Benissimo, quindi vede che Erwin ha di nuovo riconosciuto una falsa credenza. Per la precisione, l'affermazione che i suoi impiegati dipendano da lei e che non troverebbero un altro lavoro non è esatta. Però naturalmente questo è un pensiero quasi perfetto per provocare in lei ancora più stress di quanto non abbia già. Perché lo fa? Crede davvero di poter essere una brava imprenditrice soltanto mettendosi costantemente sotto pressione?».

Signora N.: «No, certo che no. Però io...». Si bloccò e il suo sguardo si posò su Erwin, che era già pronto a emettere il prossimo suono. Poi scosse ridendo il capo e disse: «Oh, accidenti, ha ragione lei. Ma perché lo faccio? Quello che penso e che dico sembra così reale, ma ovviamente anche quello che dice lei è del tutto vero».

Io: «È proprio questo lo scopo di questo piccolo esercizio. Voglio che lei capisca quanto spesso si fa prendere dalle sue false credenze sottoponendosi a uno stress inutilmente eccessivo. Che cosa ne dice se le mettessi a disposizione un suo Erwin? Un suo personalissimo sistema di allarme che si faccia sentire non appena sarà di nuovo sul punto di stressarsi senza motivo?».

Signora N.: «Sarebbe di certo utile, ma dopo la sua piccola dimostrazione temo che nel mio caso sarà come avere un intero porcile nella stagione dell'accoppiamento».

A quel punto ridemmo di gusto tutti e due, anche se la sua obiezione era del tutto giustificata.

Io: «È per questo che opteremo per la variante silenziosa. Non è altrettanto divertente, ma è comunque affidabile. Tanto più che questo sistema d'allarme lo ha già introdotto da tempo, solo che finora non ne era consapevole. In linea di massima, infatti, ogni brutta sensazione non è altro che un Erwin grufolante. Paura, rabbia, odio, invidia, tristezza, depressione e persino compulsioni: tutto questo lo possiamo provare soltanto se subito prima abbiamo tenuto un dialogo interiore, che sia ad alta voce o solo mentale. E questo vale sia per le sensazioni brutte sia per quelle belle. Perché anche le emozioni positive di solito sono precedute da un dialogo interiore, solo più utile e benevolo. Per esempio una credenza valida potrebbe essere: "Finora mi sono sempre fatta venire in mente qualcosa, e sarà così anche questa volta!". Un monologo interiore di questo tipo genera coraggio e sicurezza e ci dà la forza necessaria per non mollare anche nelle situazioni difficili finché non avremo trovato una soluzione».

La signora N. mi promise che in avvenire a ogni sensazione negativa si sarebbe fermata per chiedersi quale pensiero le fosse appena passato per la testa. Però dal momento che spesso nelle situazioni di stress non è poi così facile riconoscere con sicurezza le false credenze e sostituirle con altre reali, le mostrai anche un'utile tecnica che forse conoscerete già con l'espressione *the work*. In questo modo nel giro di pochi mesi la signora N. riuscì prima a ridurre il livello di stress provocato da se stessa e poi anche a superare quasi del tutto il suo disturbo ossessivo-compulsivo. Ma su questo torneremo più avanti.

False credenze e realtà

Le false credenze sono convinzioni che raccontiamo agli altri, ma soprattutto a noi stessi, senza indagare se siano veritiere o meno. Molti psicologi sostengono che ogni giorno ci raccontiamo come minimo settanta bugie di questo tipo. Già nel dialogo con gli altri ci vuole un bel po' di esercizio per accorgerci quando cadiamo nell'ennesima falsa credenza, ma almeno in questo caso abbiamo un interlocutore che può darci un feedback e, si spera, contraddirci quando necessario.

Nel monologo, invece, questo correttivo non c'è. Ogni volta che rimuginiamo tra noi corriamo il rischio di finire in un circolo vizioso in cui le false credenze si susseguono, e continuando a impelagarsi in una di queste giostre di pensieri prima o poi si rischia di andare incontro a problemi psichici. Ma non si deve per forza rimanere vittime delle brutte sensazioni, imparare a riprendere il controllo della propria testa e quindi delle proprie emozioni è possibile. Ogni volta che vi sentirete abbattuti, provate a chiedervi se dietro il vostro sconforto non si celi una falsa credenza. Quindi verificate – magari con *the work* – se sia questo il caso, e sostituitela con un altro pensiero più vicino alla realtà e che inoltre vi procuri sensazioni migliori.

Ogni volta che vi sentirete abbattuti, provate a chiedervi se dietro il vostro sconforto non si celi una falsa credenza.

Non credete sempre a tutto ciò che pensate

A ogni pensiero negativo che in futuro imparerete a smascherare come bugia e a sostituire con uno migliore il vostro stato d'animo muterà all'istante. Con un po' di pazienza e di pratica spetterà a voi decidere se semplificarvi la vita o se renderla più complicata.

Non intendo certo dire che dobbiate edulcorare le cose o addirittura chiudere gli occhi davanti a problemi reali, ma piuttosto che dovete trovare dentro di voi la forza per risolverli senza crearvi delle complicazioni.

Che nelle false credenze si celi un'enorme forza distruttrice era già ben noto ai padri della terapia comportamentale cognitiva come Donald Meichenbaum, Aaron T. Beck o Albert Ellis, che da sempre hanno basato la loro forma di terapia sull'insegnare al soggetto a non credere a tutto quello che pensa. Alla fine degli anni Ottanta la popolare autrice americana Byron Katie sviluppò con *the work* un metodo particolarmente efficace non soltanto per smascherare questi "autoinganni", ma anche per elaborarli subito in modo da migliorare la qualità della propria vita. *The work* si basa sostanzialmente su quattro domande e un'inversione che vi offre gratis sul suo sito.[24] Mi sento di consigliarvi senz'altro tanto il metodo quanto il libro dell'autrice:[25] anch'io "lavoro" con regolarità e mi sorprende sempre scoprire quante false credenze si celano ancora dentro di me, ma dato che ormai sono in grado di superarle nel giro di pochi secondi mi risparmio sempre molta sofferenza. Eccovi un piccolo esempio dalla mia vita quotidiana.

"Oggi non me ne va dritta una!"

Chi non si è mai sorpreso a pensarlo? Eppure anche qui nel novantanove per cento dei casi si tratta di una bugia, solo che finché non elaboriamo questo pensiero con *the work* non ce ne rendiamo conto. Dal momento che proprio oggi mi sono sorpreso a complicarmi la vita con questa autoprogrammazione negativa, faccio subito autocritica e lavoro il pensiero concretamente per me, e anche a mo' di esempio per voi. Le quattro domande cui accennavo prima sono:

---

[24] https://thework.com

[25] Byron, Katie e Mitchell Stephen, *Amare ciò che è. 4 domande che possono cambiare la tua vita*, Il Punto d'Incontro, Vicenza 2023, trad. di Gianpaolo Fiorentini.

◊ È vero?
◊ Posso sapere con assoluta certezza che è vero?
◊ Come reagisco se credo a questo pensiero?
◊ Chi sarei senza questo pensiero?

Cominciamo con la prima domanda. Quando prima ho pensato: “Oggi non me ne va dritta una!” ero seduto alla mia scrivania e stavo correggendo uno dei primi capitoli di questo libro. Era quasi mezzogiorno e in precedenza avevo fatto una bella colazione con mia moglie, e questo era già un buon motivo per cui la mia affermazione era falsa. Che non me ne andasse dritta una era decisamente una bugia, perché fino a qualche minuto prima non provavo quel senso di sovraffaticamento.

Ma anche se lo avessi pensato appena sveglio, con ogni probabilità sarebbe stata comunque una bugia, perché al più tardi alla seconda domanda in tutta sincerità avrei dovuto riconoscere che in quel momento non potevo ancora sapere con assoluta certezza che quel giorno *non me ne sarebbe andata dritta una*.

Ma le cose si fanno davvero interessanti quando si arriva alla terza domanda. Come reagisco se credo a questo pensiero? So per esperienza che a quel punto mi trascino in un modo o nell’altro sino a sera. Riesco a malapena a sbrigare le faccende più indispensabili e a fine giornata mi arrabbio con me stesso per essere stato così improduttivo.

La quarta domanda mi porta a scoprire come già una sola falsa credenza basti a guastarmi quel che resta della giornata. La domanda è: chi sarei senza questo pensiero?

Be’, presumibilmente lo stesso di ieri e del giorno ancora prima: un autore che si diverte a scrivere e alla sera rilegge ancora una volta con soddisfazione quello che ha messo su carta durante la giornata.

Ma il vero momento *clou* deve ancora arrivare: l'inversione, dove si formula una frase che sia il più possibile l'opposto della falsa credenza originaria e poi si verifica quale delle due versioni si avvicini maggiormente alla verità. Ma attenzione a non commettere l'errore di sostituire una generalizzazione con un'altra. Mi riferisco a parole come TUTTO, NIENTE, SEMPRE o MAI, perché le generalizzazioni in sé sono una bugia.

"Non mi ascolti mai" è un ottimo esempio: magari nel momento in cui la si pronuncia questa affermazione può anche sembrare vera, ma di fatto è una bugia, perché persino la persona più distratta di tanto in tanto vi ascolta, altrimenti non ci sarebbe alcuna possibilità di comunicazione. Perciò vediamo di scoprire insieme quale potrebbe essere il contrario di: "Oggi non me ne va dritta una!". Dal momento che "Oggi va tutto bene" non è accettabile per via della generalizzazione, la prima cosa che mi viene in mente è:

> In realtà oggi va quasi tutto alla grande. C'è soltanto una piccola cosa che proprio non ho voglia di fare.

Mi basta già pensare a questa frase che mi si aprono gli occhi. Qualche giorno prima il mio commercialista mi aveva chiesto di procurargli ancora alcuni documenti, ma dato che non li avevo trovati al primo tentativo, avevo il sospetto di averli messi nel posto sbagliato. Così mi ero visualizzato a passare ore a frugare tra le mie carte prima di riuscire a trovarli.

Torna la domanda: ma come funziona? Se ancora non lo sapete, anche i terapeuti di tanto in tanto commettono le stesse sciocchezze dei loro pazienti. In questo caso era la mia fantasia sulla peggiore delle eventualità, e questo nonostante il fatto che in quel momento non potessi ancora sapere con assoluta certezza se davvero la mia ricerca sarebbe durata tanto a lungo. Questo dimostra anche che le false credenze possono presentarsi non soltanto sotto forma di dialoghi interiori, ma anche come sequenze cinematografiche.

Il pessimismo lungimirante

C'è chi pensa che sia meglio essere sempre preparati a tutte le eventualità, con l'idea che un pessimismo lungimirante metta al riparo da brutte sorprese. Il cervello, però, si struttura allo stesso modo per le catastrofi immaginate come per quelle reali, per cui programmarlo su una modalità di crisi perenne è un errore, perché non soltanto provoca molte sensazioni inutilmente negative, ma chiude gli occhi davanti alle eventuali possibilità. Chi è sempre pronto al peggio si trincera nella sua fortezza mentale armato fino ai denti, impedendosi ogni evoluzione. Anziché crescere e progredire, nel migliore dei casi rischia di mantenere lo *status quo*, e nei pazienti ossessivo-compulsivi questa non è mai una cosa auspicabile.

Ma torniamo al mio esempio. Dato che comprensibilmente non avevo voglia di occuparmi di un lavoro che si prospettava lungo e noioso, avevo rimandato la ricerca dei documenti di un paio di giorni finché oggi verso le undici mi è venuto in mente: "Oh, accidenti, devi cercare con urgenza i documenti per le tasse". E dal momento che neanche allora mi sono messo subito a cercarli perché prima volevo lavorare al mio libro, a mezzogiorno la frustrazione per la mia procrastinazione si era manifestata nel già menzionato: "Oggi non me ne va dritta una!".

Chi è sempre pronto al peggio si trincera nella sua fortezza mentale armato fino ai denti, impedendosi ogni evoluzione.

Sciogliere i blocchi con l'inversione

L'inversione mi ha fatto capire che in realtà si trattava soltanto di una questione che dovevo sbrigare al più presto, e un compito che finora mi era sembrato noioso e detestabile si è ridotto a un'incombenza magari non piacevole, ma decisamente affrontabile. Dopo un attimo di riflessione mi sono reso conto che nel peggiore dei casi guardare tra tutte le mie carte non mi avrebbe portato via più di un'ora. Quindi ho fatto partire la mia playlist preferita con canzoni che inducono al buonumore, mi sono preparato un bel cappuccino e mi sono messo al lavoro, e neanche venti minuti dopo ho trovato quello che cercavo. Altri dieci minuti dopo avevo scansionato tutto quanto, lo avevo mandato al commercialista e avevo rimesso il classificatore al suo posto sullo scaffale. È sorprendente come elaborare una falsa credenza sia bastato a migliorare la mia vita. Invece di rovinarmi il pomeriggio con una frustrazione certa, alla sera mi sono ritrovato con una giornata produttiva alle spalle in cui sì, purtroppo avevo perso venti minuti per cercare un documento lasciato fuori posto, ma perlomeno lo avevo fatto in compagnia di una bella musica e di un delizioso cappuccino. Non male, vi pare?

È sorprendente come elaborare una falsa credenza sia bastato a migliorare la mia vita.

Un passo dopo l'altro

Anche la signora N. riuscì a ridurre sempre più spesso il suo livello di stress con *the work*. Già così le fantasie ossessive di fare del male al marito o alle figlie erano sparite del tutto.

Quella che però in un primo tempo era rimasta era la compulsione a collezionare, perché la sensazione di essere una buona madre e moglie continuava a essere associata a tutti gli oggetti che per lei simboleggiavano i primi cinque anni di vita delle sue figlie.

Nel corso di una delle nostre sedute successive le chiesi quindi: «Da che cosa capirebbe di essere ancora oggi una buona madre e moglie?».

Signora N.: «Probabilmente se ricevessi un feedback diverso dalle mie figlie e da mio marito. Invece li sento sempre dire che sbaglio tutto e che continuo a stressarli».

Io: «Lasciando stare il fatto che anche questa è una falsa credenza, e per di più generalizzata, ormai dovrebbe essere riuscita a ridurre di parecchio il carico di stress dovuto al lavoro. Non le rimane automaticamente più tempo per la famiglia?».

Signora N.: «Certo, ora passo a casa molto più tempo, ma non so come, sembra che il resto della famiglia non se ne sia ancora accorto».

Io: «Quindi lei vorrebbe un altro feedback dalla sua famiglia? È facile. La parola *feedback* è formata dalle due parole inglesi *feed* e *back*, cioè più o meno "nutrire" e "indietro". Quando lei comunica con la sua famiglia, la nutre di informazioni. Quindi il feedback sono le reazioni a questo nutrimento. Anche se per lei sarà spaventoso, in ultima analisi è lei e soltanto lei a decidere il feedback che riceverà, perché il feedback è sostanzialmente la risposta a ciò che lei ha comunicato PRIMA. Funziona come l'eco: per poterla sentire si deve prima urlare qualcosa. E se il contenuto dell'eco non le piace, sta a lei gridare qualcosa di diverso. Perciò il segreto di un feedback migliore è lavorare sulla propria comunicazione finché non si riceve il feedback desiderato».

Signora N.: «Quindi sta dicendo che è colpa mia se la mia famiglia non si accorge che passo molto più tempo a casa?».

Io: «Sostituiamo la parola "colpa" con "responsabilità", è più adeguata. E sì, lei è la responsabile del feedback che riceve. Come pure suo marito e le sue figlie sono responsabili di non darle il feedback che desidera. Per come la vedo io, ci sono soltanto due possibilità: o ciascuno di voi persiste nella sua posizione e nel suo tipo di comunicazione, oppure una delle parti è pronta ad assumersi la responsabilità del proprio *feed* e quindi del feedback. Il primo che reagisce con flessibilità ha il potere di cambiare in meglio tutta la dinamica all'interno della famiglia».

La signora N. rifletté un po' prima di rispondere:

«In realtà le mie due figlie pensano soltanto agli amici e al massimo a fare compere. Ormai non si riesce quasi mai a cenare tranquillamente insieme parlando della propria giornata perché sono sempre in giro. Se voglio che tornino ad avere voglia di stare con me per prima cosa devo scoprire la modalità che a loro piacerebbe di più per tornare a dare loro il *feed* di cui hanno bisogno».

Io: «Esattamente. Potrebbe dire che vorrebbe passare più tempo con loro e chiedere quale sarebbe la modalità più adatta. Amare qualcuno non vuol dire soltanto volergli stare vicino. Può voler dire anche garantire spazio e flessibilità per trovare nuove occasioni in cui si renda possibile uno spirito di solidarietà».

La signora N. rimase molto sorpresa quando le due ragazze ebbero subito un'idea di come avrebbe potuto essere un "tempo madre-figlie 2.0". Invece di dare loro come prima i soldi per andare a fare shopping per conto proprio, decisero che una volta al mese sarebbero andate per negozi tutte e tre insieme. Per la signora N. già la prima di quelle occasioni fu un'esperienza davvero speciale; da molto tempo non parlava e non rideva più così tanto con le figlie. I vestiti che quel giorno si comprò su insistenza delle ragazze assunsero perciò anche un'altra funzione davvero utile: vennero a simboleggiare il nuovo rapporto amorevole con le figlie, scacciando sempre più il suo bisogno di ricorrere all'accumulo compulsivo per convincersi di essere ancora una madre buona e amorevole.

Tra parentesi, anche il rapporto con suo marito trasse profitto dal "tempo madre-figlie 2.0". Una volta superata la pressione di dover inserire nella routine serale le ragazze quasi adulte, tornò a esserci spazio sufficiente per la coppia, che riuscì a riavvicinarsi emotivamente. Pertanto alla nostra ultima seduta io e la signora N. non parlammo più dei suoi pensieri ossessivi o del suo accumulo compulsivo, ma soltanto di feedback migliori e della consapevolezza che le false credenze sono nocive soltanto se non le si riconosce come tali e non le si elabora di conseguenza.

La differenza tra chi non butta via niente e l'accumulatore compulsivo

Quanto possano essere gravi le conseguenze se una falsa credenza non viene riconosciuta e superata lo dimostra anche un'occhiata al disturbo da accumulo o disposofobia. Dal momento che a uno sguardo superficiale lo si può confondere con la mania di non buttare via niente, voglio prima mostrarvi le differenze e poi spiegarvi un metodo che può essere parecchio utile perlomeno nelle forme meno gravi di disposofobia. Prima però parliamo delle differenze.

Di solito nella disposofobia l'ammassare oggetti è molto più spiccato che nella tendenza alla conservazione e viene scatenato da altri dialoghi interiori. Così per esempio un vero accumulatore seriale davanti a una vecchia rivista si dice: "Potrei volerla ancora leggere" oppure: "Potrebbe servirmi ancora". Nel caso di chi non butta via niente, invece, il soggetto pensa che a un amore del passato piaceva leggerla o che proprio su quella rivista ha trovato il suo primo animaletto domestico. È così che emozioni forti si associano a oggetti di poco conto, attribuendo loro un valore che in realtà non hanno.

Un'altra differenza tra chi conserva tutto e chi ha un disturbo da accumulo vero e proprio è che il primo è molto più selettivo. Conserva soltanto oggetti ben precisi, mentre il secondo ammassa letteralmente tutto ciò che in qualche modo prima o poi potrebbe tornargli utile. Elettrodomestici guasti, vecchi giornali, barattoli per alimenti vuoti e bicchierini di yogurt, imballaggi: l'accumulatore seriale riconosce in tutto un valore. Molti psicologi ritengono quindi che i soggetti colpiti da questo disturbo (mentalità Messie) abbiano un problema di autostima, ipotizzando che l'accumulo sconsiderato di oggetti serva a riempire un vuoto psicologico. Nei casi più estremi può essere così; nelle forme meno gravi di tendenza all'accumulo, invece, questa teoria mi sembra un po' dubbia, considerato che ormai conosco diversi casi in cui il soggetto è riuscito a vincere la mania di conservare tutto nel giro di poche settimane e addirittura con un vero senso di liberazione. In tutte queste persone ad assumere un'importanza decisiva sono state queste due consapevolezze:

- ◊ Le sensazioni negative possono essere anche un valido indicatore di false credenze che vale la pena verificare.
- ◊ A volte il sistema di valori si basa soltanto su un errore di ragionamento che si può superare con un po' di matematica.

Se quest'ultima frase fosse stata un SMS ci avrei aggiunto uno smiley sorridente, ma dato che in un libro è un po' fuori luogo, passo subito a spiegarvi con un altro esempio pratico che cosa intendo per errori di ragionamento e matematica.

Come superare il disturbo da accumulo

Stando alle valutazioni del gruppo di autoaiuto Anonyme Messies (Accumulatori Anonimi), in Germania le persone che rientrano in questa definizione sono oltre un milione e ottocentomila, vale a dire più o meno una ogni quarantasei, di cui si calcola che l'ottanta per cento siano donne. Se in passato il fenomeno era attribuito soprattutto agli anziani, oggi la stragrande maggioranza degli accumulatori seriali ha tra i quaranta e i cinquanta anni.[26]

Dato che tra gli esperti c'è ampio consenso sul fatto che la terapia di una disposofobia è tanto più complicata quanto è più grande il grado di inquinamento della casa, il mio consiglio è di rivolgersi al più presto a uno specialista. Finché l'impulso ad ammassare non domina la quotidianità e il problema del paziente passa inosservato nelle interazioni sociali, buoni risultati si ottengono con il metodo che avete già incontrato al paragrafo 2.5, dove si parla del "sistema di propulsione". Tuttavia questa combinazione terapeutica di grandi obiettivi e grandi dolori funziona soltanto se il terapeuta si muove nell'ambito del sistema logico dell'accumulatore, considerato che questi attribuisce un valore eccessivo a oggetti che non ne hanno. In positivo si potrebbe anche dire che è parsimonioso e particolarmente attento all'ecologia. Perciò per convincerlo a cambiare mentalità bisognerà spingerlo a mettere in dubbio gli aspetti positivi della sua scala di valori. Ecco un altro esempio tratto dalla nostra pratica.

[26] Deutsches Ärtzeblatt 2002; 99, pp. 419-420 [Heft 9].

Durante una supervisione un collega del nostro studio mi parlò di un paziente che in realtà era in terapia da noi per depressione. In un primo tempo il suo disturbo da accumulo era sembrato soltanto un problema secondario, ma nel corso della terapia era emerso invece che era esattamente l'opposto: il disturbo da accumulo era stato il primo a comparire e aveva spinto sempre più il paziente cinquantunenne all'isolamento sociale, facendolo precipitare nella depressione. Questo apparve particolarmente chiaro quando il signor K. portò con sé la madre settantacinquenne a una seduta. La risoluta signora aveva chiesto di poter partecipare, e dal momento che il signor K. non aveva obiezioni al riguardo, il nostro collega effettuò una seduta a tre. Rivolgendosi al signor K. chiese: «Mi ha già detto che da quattordici anni ha la tendenza a non buttare più via niente. Come fa a individuare questo momento con tanta precisione?».

Signor K.: «Visto che allora nella mia cantina non entrava più nemmeno uno spillo, affittai il box doppio del mio vicino per avere più spazio. All'epoca si era appena liberato perché per via dell'età aveva dovuto rinunciare alla patente e quindi aveva venduto le sue due macchine».

Terapeuta: «Ma se la cantina era già così piena vuol dire che già allora aveva la tendenza ad ammassare oggetti».

Madre del signor K.: «Posso dire una cosa? Peter vive da solo in una casetta in affitto di proprietà di mia sorella. Però delle cinque stanze ne occupa soltanto due, che finora sono abbastanza in ordine. Le altre tre, la cantina e il garage, invece, sono così piene zeppe di roba che dentro non si riesce quasi più a fare un passo. Ed era così già prima che morisse mio marito, cioè ventitré anni fa. Anche il box doppio che ha preso in affitto è strapieno, tanto che lui deve lasciare la macchina fuori tutto l'anno esposta alle intemperie».

Signor K.: «Ma sono tutte cose che di tanto in tanto mi servono. Soltanto la settimana scorsa ho preso in garage un tubo di plastica per riparare il condotto della benzina della falciatrice che si era rotto».

Ovviamente il nostro terapeuta riconobbe la falsa credenza di cui era vittima il signor K. e subito la riformulò in positivo con una domanda: «Questo significa che si considera una persona attenta alle risorse che non si precipita subito a comprare un oggetto nuovo quando le si rompe qualcosa?».

Signor K.: «Esatto, solo che mia madre non vuole capirlo».

Quella era la frase chiave per il nostro terapeuta per avviare il sistema di propulsione, perciò a quel punto gli disse: «Eppure lei mi sembra parecchio benestante!».

Signor K.: «No, per niente. Come le salta in mente?».

A quel punto il terapeuta presentò l'inversione della falsa credenza originaria che si presumeva avesse trasformato il signor K. in un accumulatore seriale. L'inversione, però, non soltanto si avvicinava chiaramente alla verità, ma fu anche parecchio dolorosa per il paziente, che fino a quel momento era davvero convinto di essere parsimonioso e attento alle risorse.

Terapeuta: «Be', ho immaginato che fosse ricco perché sembra spendere e spandere senza problemi».

Dopo che il signor K. e sua madre fissarono il collega con uno sguardo interrogativo, questi fece un conto che a dire del signor K. non avrebbe mai più dimenticato in vita sua.

Terapeuta: «Posso chiedere quanto paga di affitto per la casa e il box doppio?».

Signor K.: «La casa è molto conveniente perché è di mia zia, per cui pago 1.300 euro al mese, riscaldamento compreso. Il box doppio mi costa altri 90 euro».

Senza fare commenti, il mio collega prese un foglio di carta e una penna e cominciò a calcolare. Quando alla fine presentò il risultato al signor K., l'uomo sbiancò di colpo.

Terapeuta: «Il solo box doppio negli ultimi quattordici anni le è costato 15.120 euro. E dato che da almeno ventitré anni usa due terzi di casa sua esclusivamente per accatastarvi roba che per lei ha ancora un valore, le spese di puro magazzinaggio aumentano di due terzi il costo dell'affitto degli ultimi ventitré anni, quindi ammontano precisamente a 239.200 euro, il che fa in totale 254.320 euro. Da cui naturalmente dobbiamo detrarre tutto quello che ha risparmiato riutilizzando a volte qualcosa di quello che conserva. Quanto spenderebbe per un pezzetto di tubo di gomma per la falciatrice comprandolo nuovo?».

Il signor K. ammutolì, con lo sguardo perso nel vuoto. Sembrava quasi che stesse ricontrollando il conto del mio collega. Comunque se la rigirasse, il suo disturbo da accumulo gli era costato fino a quel momento almeno un quarto di milione di euro senza fruttargli un controvalore adeguato.

La madre del signor K. parve indovinare i pensieri del figlio e intervenne: «Con quei soldi ti saresti potuto comprare da un pezzo la Tesla che sogni da tanto. E potresti trasferirti in un bell'appartamentino in centro». Quindi, rivolta al terapeuta, aggiunse: «Deve sapere che Peter detesta tenere in ordine il giardino. Lui falcia il prato soltanto perché i vicini lo lascino in pace, però non lo usa mai. Tante volte ha già detto che preferirebbe di gran lunga vivere in centro, dove non dovrebbe faticare tanto».

Avere ed Essere

Allo psicoanalista Erich Fromm è attribuita questa frase:

«È l'incapacità a provare emozioni che spinge gli accumulatori a scegliere l'"avere" a scapito dell'"essere"».

Anche nel sistema logico del signor K. l'"avere" aveva il posto d'onore. Tuttavia la sua scala di valori cominciò a vacillare quando il mio collega, con il sostegno attivo di sua madre, fece un bilancio contrapponendo Essere e Avere. Invece di possedere cose che lo riempivano di gioia e di orgoglio e da mettere in conto nella colonna dell'"Essere", il signor K. aveva sprecato un quarto di milione per conservare spazzatura e continuava a curare un giardino che non gli dava alcuna gioia.

Quando si ricorre a un sistema di propulsione per spezzare l'incapacità del paziente di provare emozioni occorre presentargli una scoperta spiacevole che lo rimetta nella condizione di provare qualcosa. È un'esperienza dolorosa che però gli offre anche un modo per provare sensazioni positive, ad esempio gioia o orgoglio.

Grandi obiettivi e grandi dolori

Come già accennato al paragrafo 2.5, i motivi che spingono una persona a cambiare qualcosa nella sua vita sono in sostanza due, da una parte grandi dolori e dall'altra grandi obiettivi. Probabilmente la prospettiva di una bella casa o di un'auto nuova da sola non avrebbe spinto il signor K. a mettere finalmente fine al suo disturbo da accumulo. Soltanto il dolore provato pensando che avrebbe potuto averle entrambe da tempo se avesse riconsiderato la sua scala di valori lo portò a compiere finalmente i passi necessari. Circa una settimana dopo la seduta il signor K., infatti, prese la decisione di dare la disdetta alla casa e al box doppio entro fine anno e trasferirsi in centro.

Il mio collega lo aiutò ancora con alcune strategie grazie alle quali sbarazzarsi delle sue cose non rappresentò più un peso per il paziente, bensì una sospirata liberazione. Oggi il signor K. vive in un bell'appartamentino e con i soldi che risparmia sull'affitto sta pagando le rate della macchina dei suoi sogni, che si è concesso subito dopo il consiglio del nostro terapeuta.

Forse questa inversione della scala di valori interiore non trova sempre terreno fertile in tutti. Quando il disturbo da accumulo è così avanzato che il soggetto non riesce più a seguire i suoi obblighi quotidiani e invece mostra evidenti segni di abbandono, anche il "sistema di propulsione" migliore non può fare più di tanto. Per fortuna, però, non tutto il milione e ottocentomila tedeschi se la passano così male. Per questo al momento giusto fare un conto che rimescoli la scala di valori interiore può rivelarsi utilissimo.

3.9 La compulsione alla ruminazione

Su Internet circolano spesso studi che dimostrerebbero che ogni giorno abbiamo all'incirca sessantamila pensieri, anche se nessuno di questi articoli indica le fonti. In realtà i pensieri che abbiamo ogni giorno si aggirano sui seimiladuecento. Questo è perlomeno il risultato cui è giunto uno studio della Queens University del Canada pubblicato nel 2020 su *Nature*,[27] una delle riviste scientifiche più accreditate al mondo. Ma anche questa cifra indica che stiamo continuamente pensando qualcosa. Perciò si pone la domanda: come diagnosticare in modo affidabile una compulsione alla ruminazione, se a quanto pare passare da un pensiero all'altro è perfettamente normale?

In realtà i pensieri che abbiamo ogni giorno si aggirano sui seimiladuecento.

Anche qui a rivestire un ruolo determinante è l'emozione coinvolta. Una persona felicemente innamorata e i cui

[27] https://www.nature.com/articles/s41467-020-17255-9

pensieri ruotano da mattina a sera soltanto attorno alla persona amata non troverà opprimente o addirittura patologica questa giostra di pensieri. Invece per chi è prigioniero di uno schema di pensiero negativo è tutto un altro discorso. Il ventaglio di emozioni che accompagnano questi pensieri è ampio e comprende tra l'altro avvilimento, dubbio, dolore, rabbia, odio, invidia o aggressività. Per questo motivo chi ha una diagnosi di depressione dice di sentirsi prigioniero in una giostra di pensieri da cui non riesce a scendere.

In medicina si distingue tra disturbi della forma del pensiero, tra cui rientra anche la ruminazione, e disturbi del contenuto del pensiero, ad esempio i pensieri ossessivi. Spesso questi ultimi compaiono per primi e sconvolgono il soggetto, che finisce per rimuginare su quello che potrebbe esserci di sbagliato in lui. Se invece riesce a fermare in tempo i pensieri ossessivi o perlomeno a indebolirli, di solito non sviluppa una compulsione alla ruminazione. Come ciò avviene ve l'ho già dimostrato con diversi esempi tratti dalla nostra pratica.

Ma che succede se si è già sviluppato un disturbo di forma del pensiero? Se questa ruminazione compulsiva è già talmente progredita che il soggetto non soffre soltanto di un disturbo ossessivo-compulsivo, ma corre anche il rischio di sviluppare un disturbo d'ansia o una depressione? In questo caso si è dimostrato utile il cosiddetto "spezza-circuito", un metodo che ho già illustrato nel mio primo libro, *Liberati dall'ansia e dagli attacchi di panico con il metodo Bernhardt*.

Il circuito segreto della ruminazione

I nostri pensieri e le nostre azioni sono segnati da circuiti. A volte sono più che manifesti, come per esempio la sequenza sempre uguale con cui ci laviamo i denti. Se volete divertirvi, fatevi riprendere con il cellulare per un paio di giorni mentre siete alle prese con lo spazzolino. Confrontando i video vedrete che giorno dopo giorno ripetete inconsapevolmente la stessa sequenza di movimenti.

Anche il processo della ruminazione segue uno schema, è così antico che ormai è diventato da tempo parte del nostro linguaggio quotidiano, per cui spesso si sottrae alla nostra percezione conscia. Parlo di quelle sensazioni che si ripetono di continuo nella nostra testa e che spesso riusciamo a percepire soltanto quando la spirale di pensieri della ruminazione torna a ruotare normalmente. Non per niente parliamo di "giostra di pensieri", di "loop di pensieri" o di "pensieri circolari". Oppure diciamo che ruota tutto attorno a un tema, che nella nostra mente è un continuo rigirare di pensieri o che abbiamo paura di girare a vuoto. Comunque vogliate esprimerla: tutte le volte che una persona dice di essere afflitta da pensieri negativi descrive sempre movimenti circolari.

Fermare la ruminazione con un semplice spezza-circuito

La prossima volta che la vostra testa girerà a vuoto, fate attenzione se riuscite a percepire in quale direzione ruota il tutto. È come un disco poggiato sul piatto dello stereo o come una ruota messa in verticale? Gira verso sinistra o verso destra? O forse la sensazione è più assimilabile a un rullo, che rotola in avanti o all'indietro? Spesso i pazienti parlano anche di una spirale che si avvolge verso l'alto o verso il basso. Perciò se riuscite a identificare la vostra direzione specifica, ecco il mio consiglio: prendetene nota, perché constaterete che la stessa rotazione si ripete per ogni nuova ruminazione. Il vostro cervello è così abituato a far ruotare i pensieri negativi nella vostra testa in un determinato modo che per ingannarlo basta un trucco semplicissimo: immaginate che tutto ruoti esattamente nel verso opposto. Questo spezza-circuito dell'andamento solito della ruminazione metterà le vostre cellule grigie così sottosopra che nel giro di pochi secondi nella vostra mente tornerà la calma. Provateci e sarete sorpresi di vedere quanto la vostra testa è abitudinaria quando c'è di mezzo un circuito.

Capitolo 4
Le compulsioni nei bambini e negli adolescenti

Questo capitolo è rivolto soprattutto ai genitori di bambini e adolescenti che hanno già una diagnosi di disturbo ossessivo-compulsivo o per i quali sussista perlomeno il sospetto della sua presenza. Da una parte voglio sensibilizzarvi sui fattori scatenanti da prendere in considerazione e dall'altra presentarvi le tecniche terapeutiche concrete che nella nostra esperienza procurano i maggiori successi. Nella metà circa dei soggetti interessati, infatti, il DOC si è sviluppato prima del compimento dei quindici anni. Più un disturbo di questo tipo viene diagnosticato tempestivamente e si intraprendono i passi giusti, maggiori sono le possibilità di risparmiare parecchio dolore ai vostri figli.

Il cervello in formazione

Un ruolo decisivo nell'insorgere delle compulsioni sembra averlo soprattutto l'inizio della pubertà, il che non sorprende se consideriamo che in questo periodo il cervello di un adolescente è un po' come un cantiere, dove in particolare nella corteccia prefrontale, detta PFC, è tutto letteralmente all'aria. Questa regione anteriore del lobo frontale del cervello, che giunge a completa maturazione soltanto intorno ai venticinque anni, è responsabile tra l'altro dell'attenzione, della riflessione, della presa delle decisioni e della pianificazione, ed è qui inoltre che si esprime la personalità.[28] TAC cerebrali hanno rilevato che in presenza di disturbi ossessivo-compulsivi nella PFC si osservano schemi comportamentali insoliti.[29] Tali comportamenti si riscontrano sia durante il confronto con situazioni a rischio ossessivo sia durante l'esecuzione di azioni compulsive. Per fortuna, però, esistono diversi modi per influenzare positivamente le attività nella PFC.

A parte le tecniche già illustrate nelle pagine precedenti, per tenere meglio sotto controllo il comportamento compulsivo si può ricorrere alla ripetuta stimolazione magnetica transcranica (rTMS) e a quella della corteccia prefrontale dorsolaterale (DLPFC). Diversi studi hanno confermato questo risultato pur non essendo ancora del tutto chiaro l'esatto funzionamento della rTMS.[30] Tuttavia, poiché questo trattamento ha evidenziato miglioramenti significativi tanto nei disturbi ossessivo-compulsivi quanto nei disturbi d'ansia e nelle depressioni, se ne deduce che eserciti un'influenza positiva sulle funzioni del metabolismo nel cervello. Per conoscere nel dettaglio come si svolge una stimolazione magnetica transcranica e per quali soggetti sia indicata si vada al paragrafo 6.2.

L'importanza di un intervento tempestivo

Nei soggetti più giovani è particolarmente importante avviare una terapia adeguata il più in fretta possibile, o perlomeno questo è quanto suggerisce uno studio effettuato dalla

[28] https://www.dasgehirn.info/grundlagen/anatomie/der-frontallappen
[29] https://www.nature.com/articles/s41386-021-01130-2
[30] https://www.sciencedirect.com/science/article/pii/S2213158220302692

Ludwig-Maximilians-Universität di Monaco di Baviera in collaborazione con la Psychosomatische Klinik Windach am Ammersee,[31] secondo cui i soggetti colpiti da un disturbo ossessivo-compulsivo già prima dei sedici anni incorrono più avanti in un rischio maggiore di sviluppare sintomi compulsivi particolarmente gravi. Una terapia tempestiva, invece, sembra contrastare tale tendenza, salvo che i soggetti non soffrano di sindromi PANS o PANDAS. In tal caso infatti alla base del comportamento compulsivo potrebbe esserci un'infezione di tipo virale o batterico che ha avuto effetti sul cervello e di conseguenza occorre intervenire in maniera diversa.

4.1 Sindromi PANS e PANDAS: due fattori scatenanti spesso trascurati dei disturbi alimentari e ossessivo-compulsivi

Disturbi ossessivo-compulsivi, tic o disturbi alimentari possono comparire di colpo già durante l'infanzia. Molti genitori si sentono impotenti quando all'improvviso il figlio manifesta grossi problemi comportamentali senza una causa evidente. In questi casi prima di prendere in considerazione un aiuto psicoterapeutico si consiglia di escludere la presenza di sindromi PANS o PANDAS.[32]

Importante: non lasciatevi fuorviare dal fatto che non molti medici hanno familiarità con questi quadri clinici. Qui è in ballo la salute di vostro figlio, perciò vale la pena insistere e pretendere gli esami necessari o nel caso addirittura rivolgersi a un altro professionista.

[31] https://www.aerzteblatt.de/archiv/60493/Behandlung-von-Zwangsstoerungen-State-of-the-Art-und-Trends
[32] https://www.pandasppn.org/german

Cosa vuol dire PANS?

L'acronimo PANS sta per Pediatric Acute-onset Neuropsychiatric Syndrome, vale a dire "comparsa improvvisa della sindrome neuropsichiatrica in età infantile o adolescenziale", e si riferisce a disturbi ossessivo-compulsivi e/o alimentari accompagnati da almeno due dei sintomi seguenti:

- ◊ Frequente stimolo della minzione e/o enuresi notturna.
- ◊ Alterazione della scrittura.
- ◊ Modelli di comportamento alterati o tic (anomalie motorie).
- ◊ Improvvisa ansia da separazione o inquietudine.
- ◊ Regressione a modelli comportamentali della prima infanzia.
- ◊ Improvviso peggioramento delle prestazioni scolastiche.
- ◊ Irritabilità, aggressività o comportamento fortemente oppositivo.
- ◊ Disturbi fisici inspiegabili.
- ◊ Insonnia.

La PANS è causata da un'infezione di tipo batterico o virale, per esempio da streptococchi o da virus influenzali. Tra i fattori scatenanti si contano anche sinusite, polmonite da micoplasma o infezioni delle vie respiratorie. Soprattutto nei bambini e negli adolescenti un'infezione di questo tipo può scatenare una forte reazione immunitaria, con anticorpi autoimmuni che penetrano fin nel cervello. Quando ciò avviene insorgono problemi fisici e psichici di vario tipo che si attenuano soltanto quando viene trattata la causa effettiva, vale a dire i processi infiammatori nel corpo e nel cervello.

Cosa vuol dire PANDAS?

L'acronimo PANDAS purtroppo non ha niente a che fare con i teneri orsetti, ma sta per Pediatric Autoimmune Neuropsychiatric Disorders Associated with Streptococcal infections, vale a dire "disturbi neuropsichiatrici autoimmuni in età infantile o adolescenziale associati a infezioni da streptococco".

Mentre nel caso delle PANS entrano quindi in gioco infezioni virali o batteriche, nel caso delle PANDAS l'infezione è sempre di tipo batterico, e precisamente da streptococco del gruppo A.

Tipica di questo quadro clinico è la comparsa improvvisa di compulsioni e pensieri ossessivi, di solito immediatamente dopo un'infiammazione alla gola, scarlattina o eruzioni cutanee particolari. Altri criteri che consolidano il sospetto di PANDAS sono:

> Mentre nel caso delle PANS entrano in gioco infezioni virali o batteriche, nel caso delle PANDAS l'infezione è sempre di tipo batterico.

- ◊ La comparsa di diversi tic insoliti.
- ◊ La presenza di sintomi tra il terzo anno di vita e la pubertà.
- ◊ Particolarità neurologiche e/o strani schemi motori.
- ◊ Compulsioni e tic che compaiono saltuariamente, arrivano all'improvviso, dopo un po' scompaiono e poi riappaiono.

Anche mio figlio è affetto da PANDAS?

Jeff Szymanski, docente di psicologia clinica alla Harvard Medical School, ha pubblicato già nel 2012 un articolo molto interessante sull'andamento tipico delle PANDAS.[33] Tradotto liberamente vi si legge:

[33] https://www.health.harvard.edu/blog/can-an-infection-suddenly-cause-ocd-201202274417

Immaginate di avere un bambino di sei anni. Di recente ha avuto un'infiammazione alla gola, ma adesso sta già meglio. Una mattina però venite svegliati dalle sue urla. Non riuscite a calmarlo in nessun modo e di colpo ha una paura folle dei germi. Non capite che cosa stia succedendo, tanto più che il bambino si rifiuta anche di andare a scuola, altra cosa insolita per lui. Il suo comportamento peggiora di giorno in giorno. Si lava le mani sino a farle sanguinare e rifiuta il cibo per paura che sia contaminato.

Se questa situazione vi giunge familiare è perfettamente possibile che anche in vostro figlio la responsabile dell'improvviso insorgere di un disturbo ossessivo-compulsivo sia un'infezione da streptococco. Ma c'è una buona notizia: di solito l'intervento tempestivo con un antibiotico fa sparire il disturbo ossessivo-compulsivo con la stessa velocità con cui è arrivato. Purtroppo di notizie ce ne sono anche di cattive: per molti medici e psicoterapeuti le sindromi PANS e PANDAS sono illustri sconosciute, il che fa sì tra l'altro che cerchino di risolvere il problema con la terapia comportamentale cognitiva e/o con psicofarmaci, anziché combattere semplicemente l'infezione batterica con la penicillina. In tal modo si rischia di perdere tempo prezioso in cui il comportamento compulsivo si automatizza sempre di più a livello neurale. Per questo il mio consiglio è: nel caso in cui abbiate il sospetto che vostro figlio sia affetto da sindromi PANS o PANDAS, non esitate e cercate un professionista che conosca la materia. Se poi uno dei due quadri clinici è stato riconosciuto e affrontato con successo soltanto in un secondo tempo, vi consiglio di far seguire al trattamento una psicoterapia, perché anche se alla base del disturbo di vostro figlio c'è un'infezione, schemi comportamentali negativi possono comunque essersi già radicati profondamente nel cervello e pertanto vanno trattati di conseguenza.

Effetti della pandemia da Covid-19 sui bambini affetti da sindromi PANS o PANDAS

I bambini affetti da sindromi PANS o PANDAS sono particolarmente sensibili a fattori ambientali e stress. Uno studio italiano del 2021 ha verificato gli effetti del lockdown sugli interessati in occasione della pandemia da Coronavirus e ha scoperto che il settantuno per cento dei soggetti esaminati ha reagito alle misure di sicurezza con un accentuarsi dei sintomi.[34] Sono aumentati soprattutto insonnia, instabilità emotiva, depressione e disturbi alimentari, ma in molti bambini e adolescenti si è osservata anche un'accresciuta irritabilità, oltre a un comportamento fortemente oppositivo.

I bambini affetti da sindromi PANS o PANDAS sono particolarmente sensibili a fattori ambientali e stress.

Come si può immaginare durante la pandemia tutti questi sintomi sono aumentati anche tra adulti sani, ma in genere nei ragazzi che soffrono di sindromi PANS o PANDAS sono molto più spiccati. Infine lo stress, di qualsiasi tipo, può essere l'ultima goccia che fa traboccare il vaso. Compulsioni e disturbi alimentari già ampiamente superati possono ripresentarsi, annientando i successi terapeutici già ottenuti. Non per questo dovete necessariamente trattare gli interessati con i guanti, tuttavia è consigliabile ridurre al minimo inutili fattori di stress, come l'esposizione a determinati contenuti multimediali. Chi si tiene

---

[34] https://www.frontiersin.org/articles/10.3389/fneur.2021.702356/full

continuamente al corrente – online o alla televisione – sui vari pericoli del mondo non fa che incrementare un livello di stress già elevato, favorendo così l'insorgere di ulteriori problemi. Che sia la pandemia, il cambiamento climatico, conflitti politici o scontri bellici: il mondo non si migliora seguendo ossessivamente i notiziari. Provate invece a limitare l'esposizione ai mass media e riscontrerete effetti benefici sul vostro stato di salute.

Riducete la sovrabbondanza di notizie ai vostri figli

Mentre scrivo queste righe il presidente russo Vladimir Putin ha appena invaso l'Ucraina. Il Coronavirus non è ancora superato e già ci entra in casa una nuova minaccia globale. Per quanto la situazione possa essere preoccupante, anche in questo caso vale la regola: riducete il consumo di notizie dei vostri figli e, se possibile, anche il vostro.

Io stesso ho smesso di seguire il telegiornale da più di quattordici anni per non esporre il mio cervello a questo continuo fuoco negativo, eppure finora non mi sono mai perso una notizia importante. Ormai è quasi impossibile non venire a sapere quello che succede nel mondo. Brandelli di conversazioni, titoli di vari giornali, suggerimenti di Google: informazioni di ogni tipo si fanno avanti sempre e ovunque. Particolarmente nocivi in questo senso sono i social media. Notizie, fake news, pubblicità, propaganda motivata politicamente e molto altro si mescolano, spesso estrapolate dal contesto.

E dal momento che gli algoritmi di YouTube, Facebook, Instagram, TikTok e simili calcolano con precisione ciò che più attira la nostra attenzione, continuano a sottoporci ulteriori informazioni sugli argomenti di nostro maggiore interesse, che purtroppo sono quasi sempre le brutte notizie. Per sottrarsi a questo insano circolo vizioso occorre impegnarsi a rivolgere la propria attenzione su nuovi obiettivi, perché che lo crediate o no, siete soltanto voi con il vostro comportamento sui social media a determinare ciò che l'intelligenza artificiale del gigante Internet vi sottopone ogni giorno. Perciò il mio consiglio è questo: costringete l'algoritmo a fornirvi soltanto le informazioni che fanno bene alla vostra psiche.

Il migliore nutrimento per il cervello

Più i tempi sono turbolenti e maggiori i problemi personali, più diventa importante offrire al cervello un nutrimento migliore, e a tale scopo non c'è nulla di più adatto del metodo delle dieci frasi di cui abbiamo già parlato. Tenere impegnate le cellule grigie con compiti positivi riduce l'esposizione ai timori procurati dai mass media e garantisce una migliore qualità della vita, da una parte perché l'utilizzo regolare delle dieci frasi riduce paure e compulsioni e dall'altra perché questo piacevole training mentale aiuta a raggiungere molto più in fretta i propri obiettivi.

Il mio consiglio è questo: costringete l'algoritmo a fornirvi soltanto le informazioni che fanno bene alla vostra psiche.

È per questo motivo che anche io e il mio team utilizziamo questo metodo da diversi anni, e anche molti dei nostri ex pazienti lo hanno integrato nella loro quotidianità per non rinunciare ai suoi effetti positivi. In genere con l'inizio della pubertà i ragazzi sono abbastanza grandi per lavorare a loro volta con questo metodo. Con i bambini più piccoli, invece, si consiglia ai genitori di procedere con il buon esempio. Scoprite i desideri e gli obiettivi più auspicabili per loro e partite insieme per un viaggio mentale in cui ogni singolo canale sensoriale è una stazione da esplorare. Se lo presenterete come un gioco i bambini si divertiranno a fare questa esperienza con voi e stimolerete in fretta nel loro cervello la crescita neurale necessaria per riappropriarsi di una vita libera dalle compulsioni.

4.2 Compulsioni da alcol e droghe

Alcol e droghe favoriscono l'insorgere di diversi problemi psichici anche negli adulti, naturalmente, ma nei più giovani il pericolo è di gran lunga maggiore, perché negli adolescenti lo sviluppo del cervello è contrassegnato da un forte squilibrio. Mentre il sistema mesolimbico, noto anche come "sistema di ricompensa", è già ampiamente maturato, alla corteccia prefrontale occorrono ancora da otto a dodici anni per raggiungere questa meta. Così si spiega l'insorgere di problemi inevitabili che spesso i genitori di adolescenti conoscono sin troppo bene. La prima delle due regioni cerebrali, infatti, quella in cui gli stupefacenti dispiegano i loro effetti, è arrivata a completo sviluppo e non vede l'ora di accumulare finalmente esperienze. Purtroppo però l'altra regione del cervello, quella responsabile del controllo di impulsi ed emozioni, è ancora in piena formazione, ed è per questo che gli adolescenti non fanno che abbandonarsi a certi eccessi. Questo vale sia per l'uso dei social media, sia per i giochi su computer e cellulare, sia per il consumo di alcol e droghe. Queste ultime, purtroppo, rischiano di interferire anche con lo sviluppo della corteccia prefrontale e di gettare così le basi neurali per disturbi ossessivo-compulsivi, disturbi da ansia, depressione o sindrome ipercinetica e deficit d'attenzione. Una particolare attenzione a questo proposito va prestata alla cannabis. Sono ormai numerosi gli studi che dimostrano come il consumo in età adolescenziale possa provocare i disturbi psichici più disparati.[35] Tra l'altro l'uso di cannabis è correlato anche con il rischio di sviluppare schizofrenia. È questo il motivo per cui sono estremamente scettico nei confronti degli attuali tentativi di legalizzare questa droga, e anche argomenti come: "In fin dei conti tutti ci siamo fatti qualche canna senza che ci fossero tutti questi problemi" non mi sembrano validi. Quando ero giovane io, la cannabis era ancora un prodotto naturale puro, mentre oggi circola soprattutto roba tagliata con potentissimi cannabinoidi sintetici, che però agiscono in modo molto diverso e sono di gran lunga più forti e imprevedibili. Dopo il consumo non sono rari palpitazioni, allucinazioni, crampi e vomito. Ma la cosa più allarmante è l'insorgere sempre più frequente di psicosi, un effetto collaterale della cannabis che negli anni Sessanta e Settanta non si riscontrava. L'unico aspetto positivo degli sforzi di legalizzare questa droga è che forse faranno sparire dal mercato le varianti sintetiche arricchite. Nei prodotti naturali legali e tagliati in maniera controllata, infatti, l'effetto sul cervello è abbastanza conosciuto e quindi anche molto più dosabile. Però ci sono anche buone notizie: molti dei danni che alcol e droghe provocano al cervello degli adolescenti sono reversibili. Se il soggetto si tiene alla larga dalle sostanze psicoattive e sti-

> Gli studi dimostrano come il consumo di cannabis in età adolescenziale possa provocare i disturbi psichici più disparati.

[35] https://www.dasgehirn.info/grundlagen/pubertaet/pubertaet-wenn-das-gehirn-gross-wird
https://onlinelibrary.wiley.com/doi/abs/10.1111/j.1369-1600.2008.00110.x
https://bpspubs.onlinelibrary.wiley.com/doi/full/10.1111/j.1476-5381.2010.00721.x

mola il cervello con un training mentale positivo – per esempio con il metodo delle dieci frasi – compulsioni, ansia e persino depressioni possono diventare un lontano ricordo.

4.3 Ammalarsi di social media

Nel 2017 la Royal Society for Public Health (RSPH) ha pubblicato uno studio che esaminava l'influenza dei social media sulla salute psichica degli adolescenti.[36] Il risultato è preoccupante. La responsabile dello studio, Shirley Cramer, lo riassume così:

> «I social media creano più dipendenza di sigarette e alcol, per questo non possiamo più continuare a ignorarne gli effetti sulla psiche».

Secondo lo studio, sono soprattutto Instagram e Snapchat a provocare un senso di inadeguatezza e di paura. Questo risultato conferma le esperienze fatte da noi negli ultimi anni, ma abbiamo avuto modo di constatare anche un netto aumento dei disturbi ossessivo-compulsivi, che risultavano tanto più spiccati nei soggetti che manifestavano anche sintomi di una dipendenza da social media.

La dipendenza da social media

Che il termine "dipendenza" non sia esagerato lo dimostra anche uno studio effettuato nel 2021 dal Forsa Institut per conto dell'ente tedesco di previdenza, la Deutsche Angestellten Krankenkasse (DAK), secondo cui in Germania l'85% dei ragazzi tra i dodici e i diciassette anni passa quasi tre ore al gior-

36 https://www.rsph.org.uk/about-us/news/instagram-ranked-worst-for-young-people-s-mental-health.html

no sui social media.[37] Il 2,6% di questi soggetti soddisfa addirittura tutti i criteri per poter parlare di una vera e propria dipendenza. Ciò significa che in Germania circa centomila minorenni sono talmente assuefatti a TikTok, Instagram e social di questo tipo che dovervi rinunciare di colpo porterebbe a veri e propri sintomi da astinenza.

Per verificare se vostro figlio sia già dipendente dai social media potete ricorrere alle sette domande che tratteremo a breve. In presenza di almeno sei risposte positive è opportuno intervenire con una terapia adeguata. Tuttavia far sparire il cellulare è del tutto inutile, anzi, è il modo migliore per rendere Instagram e gli altri social ancora più desiderabili, mentre il vostro parere perde vieppiù autorevolezza e viene categoricamente respinto. La cosa migliore è dare il buon esempio e proporre a vostro figlio attività alternative cui dedicare il suo tempo libero in modo più intelligente. Provatene alcune e sarete sorpresi. A volte i nostri ragazzi si entusiasmano per cose che non crederemmo possibili. Quando l'anno scorso mi sono accorto che mia figlia quindicenne passava troppo tempo con il cellulare, per esempio, ho recuperato in cantina il mio vecchio bersaglio con le freccette e l'ho sistemato in giardino. La sera venivano gli amici per qualche partita e lei si univa sempre più spesso a noi per giocare. Ormai il nostro giardino si è trasformato in un ritrovo per i suoi amici, e ragazzi che prima fissavano il cellulare per ore organizzano un torneo di freccette dopo l'altro.

A volte i nostri ragazzi si entusiasmano per cose che non crederemmo possibili.

[37] https://www.dak.de/dak/download/forsa-ergebnisse-2508250.pdf

Le sette domande per definire la dipendenza da social media

◊ Ti senti spesso insoddisfatto di te stesso?
◊ Hai di frequente la sensazione che gli altri abbiano una vita più interessante della tua?
◊ Ti confronti molte volte con persone di cui conosci la vita soltanto dai social media?
◊ Ti senti spesso stressato anche nei momenti in cui non hai niente da fare e trovi pace soltanto quando ti metti a scrollare i vari *feed*?
◊ Ti senti spesso solo?
◊ Sei insoddisfatto del tuo corpo o cerchi frequentemente punti da migliorare?
◊ Hai spesso paura di essere tagliato fuori?

Soprattutto l'ultimo punto, la *Fear Of Missing Out*, detta anche FOMO, può favorire la comparsa di DOC, ansia o depressione. Ma che cosa si intende esattamente per FOMO? Ve lo spiego con un esempio di cui forse avrete fatto esperienza anche voi. È sera e per passare il tempo scrollate il *newsfeed* di Facebook. Vi soffermate sul post di un ex compagno di scuola. La foto lo raffigura con un cocktail colorato in mano mentre sullo sfondo il sole tramonta nel mare.

Poco oltre un collega di lavoro posta un piatto con una pietanza dall'aspetto appetitoso e scoprite che in quel momento si trova nel ristorante che ha appena aperto nella vostra città. Fino a quel momento eravate contenti di starvene in casa vostra sul divano, pronti a vedervi una puntata della vostra serie preferita, ma adesso avete come la sensazione di perdervi qualcosa. O peggio ancora, avete il dubbio che tutti gli altri abbiano una vita più divertente della vostra. Se questo succede solo di tanto in tanto non è niente di grave e magari anzi è uno sprone a uscire un po' più spesso. Nei bambini e negli adolescenti, invece, tutti questi post colpiscono un cervello in fase di formazione. Sebbene tutti sappiano che in rete vengono postate soprattutto esperienze estreme, positive o negative, questi post trasmettono comunque inconsciamente la sensazione di essere davvero tagliati fuori.

FOMO: spesso il primo passo verso la dipendenza

FOMO descrive da un lato la paura di perdersi eventi sociali e dall'altro il timore di essere esclusi da attività sociali gratificanti. Come già detto, se si tratta di una sensazione saltuaria non c'è motivo di preoccuparsi: siamo animali sociali e troviamo gioia di vivere soprattutto nelle esperienze con altri cui possiamo prendere parte direttamente o indirettamente. Si parla di FOMO soltanto se il soggetto non riesce a passare neppure un giorno senza rinunciare a Instagram, Snapchat o Facebook. Oppure se si arrabbia perché gli è sfuggito un messaggio su WhatsApp o su Messenger di Facebook per cui si è perso una festa o un qualche evento.

Il mio consiglio è questo: accendete nei vostri figli l'entusiasmo per compiti e obiettivi che non abbiano nulla a che fare con i social media e che però soddisfino ugualmente il loro bisogno di interazione sociale.

Un paio di suggerimenti al riguardo li trovate pure al paragrafo 6.4, dove si parla anche di come stimolare in modo sano la produzione di dopamina.

I modelli compulsivi

È già capitato anche a voi? Cercate informazioni online su un prodotto e poco dopo vi ritrovate sommersi di offerte commerciali anche se non intendevate comprarlo o persino dopo che lo avete comprato. La valuta più preziosa nell'epoca di Internet sono i dati, per questo i vostri passi in rete e quelli dei vostri figli vengono seguiti e analizzati, in modo da potervi offrire in seguito la proposta il più possibile mirata che risponda ai vostri interessi, per risvegliare direttamente il vostro desiderio di acquisto o per commercializzare i vostri dati guadagnandoci sopra. Che la cosa ci piaccia o meno, i nostri movimenti in rete sono denaro sonante per le ditte di marketing e il commercio online. Non per niente si dice che chi ottiene gratis qualcosa online lo paga comunque, con i suoi dati.

Quando ho cominciato a fare ricerche per questo libro nel giro di pochissimo tempo sui social media hanno cominciato ad arrivarmi offerte di video e contributi che avevano a che fare quasi esclusivamente con il disturbo ossessivo-compulsivo. L'hashtag OCD, dall'inglese *Obsessive Compulsive Disorder*, era onnipresente. Così ho fatto caso che questa sigla veniva utilizzata spesso anche per post che non avevano nulla a che fare con la malattia, ma nel migliore dei casi si riferivano a una personalità lievemente ossessiva. Immagini di cassetti di biancheria in perfetto ordine, di giardini simmetrici e persino di scriminature precisissime, tutto era accompagnato dall'hashtag OCD. Ma perché? A quanto pare nel mondo online i problemi psichici diventano sempre più un utile accessorio, un *must* per essere notati. Chi sui social media è "normale" viene ignorato. O si sprizza salute da tutti i pori oppure si è psicologicamente abbattuti, non esistono vie di mezzo. Si potrebbe pensare che sia una bella cosa, perché in

Non per niente si dice che chi ottiene gratis qualcosa online lo paga comunque, con i suoi dati.

questo modo disturbi ossessivo-compulsivi, disturbi d'ansia e depressione perdono finalmente il loro stigma negativo. In effetti è così, ma soltanto fino a un certo punto.

Le buone intenzioni non sempre si traducono in buone azioni

In un primo tempo ero davvero contento che fossero sempre di più i VIP a fare *coming out* e a parlare dei loro problemi psichici. Chi è al centro dell'attenzione pubblica e osa compiere questo passo diventa un modello di riferimento. In questo modo, pensavo, anche per le persone non importanti sarebbe diventato più facile parlare apertamente dei loro problemi e cercare un aiuto professionale. E inizialmente era senz'altro così. Quando Robert Enke, il portiere della nazionale di calcio tedesca, si è tolto la vita nel 2009 e si è saputo che aveva sofferto di depressione per anni è stato uno scossone per tutti. "Ma come, era depresso anche lui? A vederlo non si sarebbe detto." Di colpo parlare di problemi psichici non era più un tabù e si è acceso un dibattito animato.

Ma dal 2009 sono successe parecchie cose. Ormai non passa quasi giorno senza che un VIP si presenti in televisione o sui social media per parlare diffusamente dei suoi disturbi psichici. Sono state pubblicate decine di libri, molti dei quali sono diventati dei bestseller. Il modello di riferimento c'è ancora, ma ormai sulla scia di questi precursori si è sviluppato un altro fenomeno estremamente preoccupante. Per quanto possa sembrarvi strano, avere una malattia psichica può comportare un bel po' di attenzione e apprezza-

Non passa quasi giorno senza che un VIP si presenti in televisione o sui social media per parlare diffusamente dei suoi disturbi psichici.

mento. Spesso fare *coming out* procura molti più follower, like, cuoricini e pollici in su rispetto alla faticosa e costante produzione di nuovi contenuti. Nel mondo mediatico un mal comune è diventato una valuta preziosa, ambita soprattutto tra gli adolescenti. Perché con questa si può comprare qualcosa che soprattutto in quella fascia d'età è merce rara: considerazione, importanza e senso di appartenenza.

Nel mondo mediatico un mal comune è diventato una valuta preziosa, ambita soprattutto tra gli adolescenti.

Il potere della vittima

Chi parla pubblicamente di che cosa voglia dire avere una malattia psichica diventa immune alle critiche. Chi soltanto si permette di insinuare che un influencer non sia vittima di un disturbo ossessivo-compulsivo bensì un abile stratega del marketing viene lapidato nei commenti.

Prima però di scatenare grida di indignazione tra i miei lettori, consentitemi di aggiungere una cosa importante: non sto parlando di chi soffre davvero di un disturbo e offre consigli preziosi ai suoi simili, queste persone continuano a meritare il massimo rispetto.

Mi riferisco alla massa di opportunisti, perché ormai ci sono anche questi. Persone perfettamente sane dal punto di vista psichico che trasformano tic innocui in un disturbo ossessivo-compulsivo per guadagnare più clic e più follower. Daniele Giglioli scrive nel suo libro *Critica della vittima. Un esperimento con l'etica*:[38]

[38] Giglioli, Daniele, *Critica della vittima. Un esperimento con l'etica*, Nottetempo, Milano 2014.

«La vittima è l'eroe del nostro tempo. Essere vittime dà prestigio, impone ascolto, promette e promuove riconoscimento, attiva un potente generatore di identità, diritto, autostima. Immunizza da ogni critica, garantisce innocenza al di là di ogni ragionevole dubbio».

Nel suo saggio, però, l'autore non prende di mira gli oppressi o i perseguitati, ma sottolinea il fatto che in una società occidentale sempre più attenta essere una vittima può anche diventare estremamente proficuo. Che si tratti di profughi, malati psichici o minoranze perseguitate, sempre più spesso il ruolo di vittima viene sfruttato per procurarsi un vantaggio, e ciò a spese delle vittime vere, che avrebbero urgente bisogno del nostro aiuto e della nostra attenzione.

L'effetto Werther

Il rischio maggiore nello sviluppo cui accennavo è soprattutto che gli adolescenti possano inconsciamente considerare le malattie psichiche come qualcosa di auspicabile. Spesso, infatti, chi sta ancora cercando se stesso si orienta su modelli mediatici. Non si tratta certo di un fenomeno nuovo e ormai può raggiungere anche aberrazioni estreme. Quando nel 1774 Johann Wolfgang Goethe pubblicò *I dolori del giovane Werther* si scatenò una vera e propria epidemia di suicidi. Allora il romanzo, il cui protagonista soffre per pene d'amore e finisce per suicidarsi, influenzò numerosi imitatori.

Spesso chi sta ancora cercando se stesso si orienta su modelli mediatici.

Esattamente duecento anni dopo il sociologo americano David Philipps ha introdotto l'espressione "effetto Werther" per descrivere il fenomeno per cui il suicidio di personalità di primo piano spesso porta a un aumento del tasso di suicidi nella popolazione, come è avvenuto ad esempio all'indomani della morte di Marilyn Monroe.

Ma non pensiamo subito al peggio. Se la gente imita i propri idoli al punto da non arretrare neppure davanti alla morte, quanto è più probabile che copi anche comportamenti meno drammatici? Per questo soprattutto ai pazienti giovani domando spesso quali siano i loro modelli. Mi interessa sapere chi seguono su YouTube, Instagram o TikTok e quali siano le loro motivazioni. Non è raro, infatti, che i giovani trascorrano più tempo sullo smartphone con influencer che con i loro stessi familiari. Ho constatato che spesso i giovani pazienti ossessivi e ansiosi si orientano su persone che sono diventate dei modelli perché hanno dovuto lottare con i loro stessi problemi e ne hanno parlato sovente nei loro post. La maggior parte ammetteva che quello era uno dei motivi per cui seguivano quei personaggi.

Se la gente imita i propri idoli al punto da non arretrare neppure davanti alla morte, quanto è più probabile che copi anche comportamenti meno drammatici?

Però la cosa si è fatta davvero interessante quando ho esaminato in modo un po' più attento i miei appunti, perché ho avuto modo di constatare che quasi la metà di questi pazienti seguiva già questi influencer PRIMA di manifestare i primi sintomi di un disturbo d'ansia o ossessivo-compulsivo.

Il che mi porta a due possibili conclusioni: o una parte di questi ragazzi ha copiato inconsciamente il disturbo d'ansia o ossessivo-compulsivo, oppure si trovava già in una fase preliminare della malattia senza rendersene conto.

Ovviamente è un bene sapere di non essere soli con i propri problemi e che persino persone famose non ne sono immuni. Tuttavia questa comunanza comporta anche un pericolo, che negli ultimi anni sta acquistando un rilievo sempre maggiore. Avere in comune la stessa malattia con una persona che si ammira magari da anni dà un senso di appartenenza e di identità. In psicologia in questo caso si parla di *secondary gain*, cioè di vantaggio secondario.

È questo che si intende quando oltre ai problemi una malattia provoca anche effetti positivi cui inconsciamente non si vuole rinunciare. In questo caso il vantaggio è il senso di vicinanza a un idolo o anche una "semplice" spiegazione del perché a volte si provi un senso di disagio. Quanto possa essere importante anche quest'ultimo aspetto ve lo illustro con una conversazione che ho avuto qualche giorno fa con mia figlia adolescente.

Avere in comune la stessa malattia con una persona che si ammira magari da anni dà un senso di appartenenza e di identità.

Quando la malattia offre sostegno e orientamento

Un paio di settimane fa ero a spasso con mia figlia e il cane e parlavamo di com'era andata a scuola quel giorno e dei problemi che attualmente più preoccupano la sua generazione. Oltre al cambiamento climatico e alla guerra in Ucraina siamo arrivati anche al tema della *mental health*. Non sono stato io a scegliere la definizione inglese delle malattie psichiche, bensì mia figlia, che mi ha detto:

«Lo sai, papà, spesso i ragazzi della mia età si sentono uno schifo senza che ci sia un motivo. Questa storia della *mental health* ci tormenta da mattina a sera. Non puoi credere quanti dei miei compagni di scuola sono già stati dallo psicologo per capire che cosa ci sia di sbagliato in loro. Molti prendono antidepressivi da anni, ma quello che in realtà desiderano è semplicemente una spiegazione da poter accettare. Una specie di etichetta o di cassetto in cui inserirsi e su cui stia scritto: disturbo d'ansia, disturbo alimentare, sindrome ipercinetica e deficit d'attenzione, depressione o disturbo ossessivo-compulsivo. E lo stesso vale anche per l'orientamento sessuale. Le cose non sono più facili come erano per voi. Voi dovevate soltanto capire se eravate etero, omosessuali o bisessuali. Oggi si parla anche di pan-, poli- o persino asessuali e anche i generi sono molto più differenziati, perché oltre a maschio e femmina ci sono per esempio FtM, MtF, gender queer o identità non binarie. Più sono le decisioni che dobbiamo prendere, peggio ci sentiamo. E poi cominciamo anche a cercare le cause dei nostri *mental issues*. Vogliamo sapere che cosa c'è che non va in noi. Siamo prigionieri in un corpo sbagliato, abbiamo una malattia psichica o è semplicemente il mondo attorno a noi a essere malato?».

Ho riflettuto a lungo su questa conversazione. Non ci rendiamo conto di esigere troppo dai nostri figli? Hanno ancora la possibilità di crescere e basta e di scoprire un po' alla volta chi sono e dove li porterà la loro strada? È davvero necessario conoscere il proprio orientamento sessuale già da adolescenti? Perché oggi i nostri ragazzi si occupano delle malattie psichiche più di quanto ai miei tempi non facessero gli studenti di psicologia all'università?

Come al solito buone risposte a tutte queste domande non si trovano concentrandosi sul problema. Quello che serve è adottare una modalità risolutiva evitando ogni generalizzazione. È proprio vero che TUTTI gli adolescenti hanno di questi problemi? Certo che no! Ma che ne è degli altri, la maggioranza che cresce tranquillamente? Se guardo i ragazzi nella nostra cerchia di conoscenti mi saltano all'occhio tre cose.

È proprio vero che TUTTI gli adolescenti hanno di questi problemi? Certo che no!

1. Quelli particolarmente stabili dal punto di vista psichico si erano orientati già presto su obiettivi chiari. Per esempio erano iscritti a una società sportiva e si allenavano per le gare oppure studiavano uno strumento musicale e lo suonavano con la propria band. L'essenziale, però, è che il divertimento conti più dei risultati ottenuti. Un'ambizione sana è meravigliosa, l'accanimento è controproducente.
2. Molti di questi ragazzi hanno ricevuto tardi un cellulare o dovevano rispettare regole rigide sul tempo da dedicare a determinate app. Non è mai troppo presto per insegnare un rapporto responsabile con il computer e lo smartphone, perché altrimenti non siamo più i padroni dei nostri supporti tecnici, bensì ne diventiamo schiavi.
3. I genitori erano affettuosi, ma severi se necessario. Non soltanto prendevano accordi chiari, ma in caso di un loro mancato rispetto comminavano castighi di conseguenza. Dal momento che la corteccia prefrontale giunge a completa maturazione non prima dei venticinque anni e soltanto allora si è in grado di fissarsi da soli dei limiti e di rispettarli, purtroppo i nostri figli hanno bisogno di noi per questo "controllo dei limiti" più a lungo di quanto non gradiscano.

Qualche volta anch'io sono stato costretto a sequestrare il cellulare alla nostra adolescente perché non aveva rispettato gli orari concordati, ma ormai ha persino imparato ad apprezzare la nostra severità. In questo modo le offro i limiti necessari e la guida che il suo giovane cervello in formazione non è in grado di trovare in sé. Quando questo appoggio manca, invece, può accadere che un ragazzo si orienti diversamente. Se non può più affrontare e discutere sensazioni e pensieri opprimenti nell'ambiente familiare, per interpretare i propri sentimenti deve ricorrere a estranei conosciuti sui social media, rischiando di incorrere in numerosi e spiacevoli effetti collaterali. Uno di questi è che nella ricerca di identità e appartenenza finisca per concentrarsi troppo su singoli pensieri ansiosi o ossessivi che in realtà sono del tutto innocui, se non gli si dà troppo peso. Anche solo rimuginare di continuo su un possibile problema mette in moto una psicodinamica che sfocia in un vero disturbo psichico con tutte le sue conseguenze.

Anche solo rimuginare di continuo su un possibile problema mette in moto una psicodinamica che sfocia in un vero disturbo psichico.

Il perfezionismo

Un altro fenomeno anch'esso direttamente collegato al consumo dei social media è il perfezionismo. Approfondiremo la questione più avanti, ma per il momento basti dire che i social media dovrebbero in realtà chiamarsi *asocial media*, perché scatenano invidia, malevolenza, dubbi interiori e odio. Ma il problema maggiore è soprattutto che i frequentatori più giovani della rete sono convinti che tutto quello che vedono nei vari post sia reale. I protagonisti si presentano soltanto dal loro lato migliore, abbelliti da decine di filtri, senza alcun legame con la vita vera, ma con l'effetto di stimolare sempre di più il perfezionismo. E questo continuo voler controllare ogni cosa e confrontarsi con gli altri porta ad avere la sensazione di essere gli unici a non vivere una vita fantastica.

Questo mi ricorda una scena di cui sono stato testimone qualche giorno fa in un caffè. Al tavolo accanto al mio sedeva una bambina di dieci, massimo undici anni, che rifiutava con veemenza di essere fotografata dai genitori. Ne è seguita una discussione in cui la piccola ha dichiarato di non sopportare che circolassero suoi scatti sui quali non aveva alcun controllo. Non voleva essere ripresa senza il suo "filtro preferito" e un *outfit* adeguato. Non so se quello cui ho assistito fosse soltanto un brutto momento o se la bimba fosse già così perfezionista, ma quello che so con certezza è che la tendenza al perfezionismo spalanca le porte al disturbo da controllo. Responsabile di questo spiacevole sviluppo è in larga parte il modo in cui i ragazzi di oggi si informano e si presentano sui social media.

Questo continuo voler controllare ogni cosa e confrontarsi con gli altri porta ad avere la sensazione di essere gli unici a non vivere una vita fantastica.

4.4 Ammalarsi di videogiochi

Sarebbe facile condannare in toto l'eccessivo consumo di videogiochi ed enumerare tutti i motivi per cui essi possono scatenare, o come minimo peggiorare, i disturbi ossessivo-compulsivi, ma questo modo di ragionare in bianco e nero trascurerebbe aspetti importanti del tema. I videogiochi, infatti, possono anche essere un aiuto per riuscire a distrarsi dalle proprie compulsioni. Ad esempio spesso giochi di ruolo complicati richiedono tempo e concentrazione. A volte possono volerci centinaia di ore prima che tutti i personaggi si procurino gli attrezzi giusti e capiscano con chi collaborare o quale sia la migliore strategia da adottare. Finché un paziente ossessivo-compulsivo si entusiasma e il videogioco cattura tutta la sua attenzione, le compulsioni rivestono soltanto un ruolo secondario o vengono dimenticate per un paio d'ore, permettendogli di capire che finché concentra l'attenzione su qualcosa di diverso, può vivere una vita più serena.

Ci sono giochi, però, che sono progettati proprio allo scopo di peggiorare o addirittura scatenare una compulsione. Alla ricerca di armi, di nuove fonti di energia o delle chiavi necessarie, infatti, il giocatore viene condizionato a perlustrare minuziosamente ogni minimo angolo del gioco. Spesso chi si sorprende a esaminare ogni centimetro del proprio corpo o della propria casa con la stessa pignoleria ha assorbito inconsciamente questo comportamento dal gioco. Anche rintracciare soltanto ventinove oggetti nascosti sapendo che ne esistono trenta può rafforzare le compulsioni. Certo, trovare finalmente anche l'ultimo oggetto dà un senso di pacificazione, ma allo stesso tempo aumenta il rischio di peggiorare la tendenza al perfezionismo. A differenza che nella vita vera, infatti, molti giochi permettono di progredire soltanto dopo avere racimolato il cento per cento di tutte le risorse disponibili. E dato che anche la tendenza al

Ci sono giochi che sono progettati proprio allo scopo di peggiorare o addirittura scatenare una compulsione.

perfezionismo favorisce i disturbi ossessivo-compulsivi, a volte questi giochi possono fare più male che bene.

Realtà virtuale: quando gioco e realtà si confondono

Può bastare anche qualcosa di innocuo come il voler salvare il proprio risultato per spingere ancora di più verso un disturbo ossessivo-compulsivo. Mettetevi per un attimo nei panni di un bambino davanti a una console. Immaginate di avere già investito ore per raggiungere finalmente un certo livello e di dover ricominciare tutto da capo soltanto per non avere salvato la propria posizione nel modo giusto. D'ora in avanti per sicurezza ripeterete la procedura necessaria per memorizzare il punteggio non una, bensì più volte. Spesso cercare di avere la certezza che un incidente del genere non si ripeta rischia di assumere tratti ossessivi o di rinforzare ulteriormente disturbi da controllo già presenti. D'altro canto nel gioco i pazienti ossessivo-compulsivi possono anche combattere per ore tra paludi e acquitrini mentre nella vita vera non si siederebbero mai su una panchina al parco. Più mondo del gioco e realtà si confondono, maggiore è l'effetto sulla psiche, anche se non necessariamente in senso negativo. A seconda di come la narrazione è inserita nel gioco, ansie e compulsioni possono rinforzarsi o invece essere smontate un po' alla volta. Purtroppo finora i progettisti di videogiochi non collaborano con psicologi o psicoterapeuti, però in alcune università si lavora ad applicazioni in cui vengono utilizzati visori per la realtà virtuale e guanti sensoriali per aiutare le persone a vincere la paura di volare o l'aracnofobia.

La realtà virtuale come estensione della psicoterapia

Apprezzo molto che si consideri anche il vantaggio degli sviluppi tecnici sotto l'aspetto sanitario, però sono scettico per quanto riguarda i metodi impiegati fino a questo momento. Anziché sfruttare tutta la potenzialità della realtà virtuale, spesso la nuova tecnica funge semplicemente da banco di lavoro prolungato per approcci psicoterapeutici già datati. In altre parole, attualmente la tecnica della realtà virtuale viene impiegata soprattutto per spostare le terapie di esposizione dalla realtà al virtuale. Certo, è un sistema che funziona più o meno come nella vita vera, ma a mio parere è un po' troppo riduttivo. Anziché limitarsi a sopportare un volo transatlantico o la vista dei ragni, infatti, perché non ancorare queste due sensazioni a livello neurale in modo che il cervello reagisca automaticamente con gioia e divertimento autentici?

Che sia possibile ne ha già dato una dimostrazione impressionante l'artista dell'animazione in 3D Joshua Slice nel 2017, quando ha pubblicato su YouTube il suo primo video di *Lucas the Spider*. Quel ragno animato era così tenero che non soltanto ha conquistato i cuori degli spettatori, ma ha anche dimostrato di saper aiutare gli aracnofobi a trasformare la loro paura in attrazione e persino gioia alla vista dei ragni. Slice ha pubblicato ormai tutta una serie di video di Lucas[39] e basta leggere i commenti per capire quale colpo di genio gli sia riuscito.

Ma torniamo ai videogiochi. Immergersi nei mondi del gioco digitale può isolare, certo, ma può anche aiutare a mettersi in relazione con gli altri. Possono provocare dipendenza e disturbi vari o rappresentare una piacevole fuga dallo stress della quotidianità. La reazione di un

Immergersi nei mondi del gioco digitale può isolare, certo, ma può anche aiutare a mettersi in relazione con gli altri.

[39] Episodi di *Lucas the Spider* si possono vedere su https://www.youtube.com

soggetto ai videogiochi è del tutto individuale, motivo per cui non vanno bollati in blocco come una perdita di tempo. L'importante è prestare attenzione alle proprie emozioni prima, durante e dopo il gioco. Se gli effetti positivi sono preponderanti, non c'è niente di male a continuare a giocare. Se invece sono più numerosi gli effetti negativi, io consiglierei di cercarsi un altro diversivo che assorba l'attenzione al punto da far passare in secondo piano le compulsioni. Se poi questo nuovo passatempo può diventare un obiettivo per il metodo delle dieci frasi, avrete preso due piccioni con una fava, perché dietro ogni hobby che appassiona al punto da far perdere la cognizione del tempo si cela sempre la possibilità di trasformarlo in un modo per guadagnarsi da vivere. E se questo non è un obiettivo desiderabile, allora quale lo è? Tra parentesi, un bell'esempio a questo proposito lo trovate nel caso di studio presente al paragrafo 6.4.

La distrazione è buona, ma un'azione mirata è meglio

Spesso veniamo sopraffatti da pensieri ossessivi quando il cervello non è abbastanza sollecitato, cioè durante lavori di routine o la sera sul divano, quando cerchiamo di riprenderci dallo stress della giornata. È in questi momenti che in genere molti dei nostri pazienti cominciano a distrarsi con videogiochi o altre attività che sollecitino l'attenzione tanto da dimenticare i pensieri opprimenti. Questa forma di distrazione è senz'altro utile, ma purtroppo non è sostenibile. Come per la tossicodipendenza, infatti, per mantenere l'effetto desiderato bisogna averne sempre di più.

Avviene invece diversamente quando ci si prefiggono nuovi obiettivi così appassionanti che richiedono tutta la nostra attenzione. In linea di massima si può dire che più un obiettivo è grande e richiede energie per essere raggiunto, più è possibile che contribuisca a superare un disturbo ossessivo-compulsivo, perché soltanto obiettivi davvero grandi sono così desiderabili da spingere a investirci molto tempo e fatica. Rispetto alla distrazione pura, fissarsi un traguardo ha il vantaggio di tenere impegnate a lungo un numero assai maggiore di capacità cerebrali. Più ci si avvicina all'obiettivo, più si è impegnati anche inconsciamente e maggiore è l'aspettativa di raggiungere un traguardo straordinario che arricchirà la vita in maniera permanente. Questa nuova connessione positiva sperimentata dal cervello lascia automaticamente meno spazio ai pensieri ossessivi.

Capitolo 5

Cause e amplificatori: cosa si nasconde dietro una compulsione e cosa l'accentua

Le cause alla base dei disturbi ossessivo-compulsivi possono essere molteplici, senza contare circostanze di vita, malattie e abitudini che non sappiamo con precisione se considerare fattori scatenanti di un DOC o suoi amplificatori. Oltre alla tendenza al perfezionismo, alla scarsa accettazione di sé e all'eccesso di stress, in cima alla lista di cause e potenziali amplificatori c'è senz'altro il disturbo d'ansia, in particolar modo quando non viene riconosciuto come tale o non viene affrontato adeguatamente, perché nel disturbo ossessivo-compulsivo l'ansia è quasi sempre il fattore scatenante.

5.1 I disturbi d'ansia

Spesso pensieri ossessivi e azioni compulsive derivano da un disturbo d'ansia più o meno accentuato, anche se magari non ancora riconosciuto o diagnosticato. Ad esempio dietro a una compulsione a lavarsi o a un disturbo da controllo spesso si nascondono ipocondria, emetofobia o misofobia, cioè la paura di una contaminazione. Forse ricorderete che nel paragrafo 2.5

ho spiegato che pazienti ansiosi e ossessivo-compulsivi portano avanti dialoghi interiori completamente diversi, che poi possono sfociare in evitamenti ma anche in compulsioni. Ma allora come avviene che così tanti soggetti soffrano di entrambe, cioè sia di ansia sia di compulsioni? Succede perché in situazioni estreme un vecchio programma genetico fa scattare in noi la modalità di combattimento OPPURE di fuga. La chiave sta nella disgiuntiva "oppure": si tratta cioè di due reazioni consuete, ma mai contemporanee.

Che si reagisca ritraendosi o invece passando all'attacco dipende dal livello emotivo in cui ci si trova in quel dato momento (vedi al paragrafo 3.8). Al livello uno, quello in cui dominano ansia e depressione, il dialogo interiore è questo: "Non posso fare niente". Se invece si è già al livello due, in cui domina la rabbia, i pensieri si trasformano in: "Devo fare qualcosa". Per capire come ciò avvenga concretamente pensiamo all'esempio di un disturbo ipocondriaco.

Chi soffre di ipocondria ha una gran paura di ammalarsi seriamente oppure è convinto di avere già una malattia non ancora individuata dai medici. Di solito in quest'ultimo caso passa da un professionista all'altro, cioè cambia il medico curante con una frequenza superiore alla media. Dietro questo comportamento si cela la speranza che il nuovo professionista scopra finalmente quello che tutti gli altri hanno trascurato, una malattia letale come ad esempio il cancro o magari anche un ictus.

Certo, ai medici può succedere di trascurare qualcosa, ma

Chi soffre di ipocondria ha una gran paura di ammalarsi seriamente oppure è convinto di avere già una malattia non ancora individuata dai medici.

se parecchi di loro certificano che a livello fisico è tutto a posto e che il problema è a livello psicologico, allora di solito si tratta davvero di ipocondria. Se però questo disturbo non viene risolto tempestivamente con una psicoterapia adeguata, il soggetto finisce per lasciarsi trasportare da un senso di impotenza al punto da pensare sempre più spesso:

- ◊ Nessuno mi aiuta.
- ◊ Non posso fare niente.
- ◊ Nessuno mi prende sul serio.
- ◊ Qualunque cosa faccia è tutto inutile.
- ◊ Mi prenderanno sul serio soltanto quando sarà troppo tardi.

In questo caso il soggetto si trova al primo dei cinque livelli, quello emotivo, il peggiore di tutti. A volte a questo livello può soffermarsi per mesi o addirittura anni, finché il dolore per la sua impotenza diventa così grande che ne scaturisce un sentimento nuovo. La spinta decisiva a cambiare, poi, di solito arriva da familiari o amici, incapaci di restare a vedere la persona cara dominata da ansia e depressione. Questa ulteriore pressione dall'esterno a volte scatena nel soggetto una rabbia tale da fornirgli l'energia necessaria per salire al secondo gradino. Idealmente, però, la rabbia non è che una breve tappa intermedia per proseguire la salita, passando per la neutralità e la speranza sino ad arrivare all'agire ispirato.

Che fare quando si è soli?

Che il soggetto non trascorra inutilmente molto tempo al secondo livello o che addirittura non faccia un passo indietro dipende soprattutto da due fattori. Da una parte, che abbia già un obiettivo chiaro davanti agli occhi e abbia già saputo interiorizzarlo al punto da ricavarne energia per continuare a salire, e dall'altra che sia circondato da un ambiente affettuoso e da una buona assistenza psicoterapeutica che lo accompagni nel cammino verso una maggiore salute e gioia di vivere. Se però il soggetto è solo o è circondato da persone amorevoli ma iperprotettive la situazione rischia di complicarsi, perché l'energia necessaria per cambiare sotto forma di rabbia c'è, ma manca chi sappia indirizzarla nella direzione giusta. In tal caso avviene all'energia quello che avviene di solito quando si fa strada in maniera incontrollata: prende la via della minore resistenza, che può sfociare dritta nella compulsione. Preoccuparsi di un eccesso di pulizia o di un disturbo da controllo, infatti, è più facile che non mettere in discussione la propria percezione di sé e quindi affrontare false credenze e modificarle adeguatamente. Di conseguenza, pur passando dalla modalità di fuga a quella di combattimento e riuscendo così a sottrarsi al ruolo di vittima, si finisce per ritrovarsi in una spiacevole posizione di lotta perpetua, un prezzo davvero eccessivo da pagare. Questo è esattamente quello che il paziente ossessivo-compulsivo fa giorno dopo giorno, e addirittura su due fronti: lotta costantemente contro le sue compulsioni, oppure contro la coscienza sporca e i dubbi interiori se il disturbo ossessivo-compulsivo riprende il sopravvento.

Combattere o fuggire: un cervello in stato d'emergenza

Più un disturbo ossessivo-compulsivo è accentuato, più chi ne è affetto e anche i suoi familiari non riescono a spiegarsi il motivo di un comportamento tanto insensato in una persona presumibilmente lucida. L'efficienza del suo cervello, infatti, ne risulta fortemente compromessa, perché in presenza di stress e panico estremi il moderno homo sapiens torna a comportarsi come un uomo di Neanderthal. In questi momenti, per motivi puramente biologici che hanno a che fare con i neurotrasmettitori, non riesce più a pensare con lucidità. Reagisce di riflesso entrando in modalità di lotta o di fuga. Nei muscoli viene pompato più sangue perché possa sfruttare tutta la sua energia per difendersi o per fuggire. Il cervello non riceve più sangue a sufficienza, e questo spiega anche perché la paura faccia impallidire. In questa ridistribuzione le regioni più sviluppate del cervello rimangono per qualche istante prive di ossigeno e nutrimento, ed è a questo punto che l'intelligenza ci pianta in asso. In termini medici si potrebbe anche dire che adrenalina e cortisolo vengono rilasciati in quantità maggiore di quella necessaria per mantenere la lucidità. Questo programma di emergenza del cervello ha origine in una fase molto primitiva della storia dell'umanità e in situazioni critiche ha assicurato la sopravvivenza dei nostri antenati. Oggi, però, è meno utile, perché ormai abbiamo imparato – anche se non sempre – a non risolvere più i problemi con la forza bruta o la fuga, bensì con la riflessione e la comunicazione.

Neuroplasticità: benefici e svantaggi

Nel corso della nostra vita quasi tutti abbiamo sperimentato uno o più attacchi d'ansia. Come abbiamo già detto si tratta di un antichissimo programma genetico che in caso di necessità accresce l'efficienza fisica. Per fortuna, però, nel corso dei millenni l'umanità si è evoluta. Oggi tendiamo a riflettere anziché accontentarci di combattere o fuggire, perciò non possiamo o non vogliamo accettare

Nel corso della nostra vita quasi tutti abbiamo sperimentato uno o più attacchi d'ansia.

che dentro di noi sia ancora attivo un bel pezzo dell'uomo di Neanderthal. Preferiamo rimuginare sulle cause oscure che possono nascondersi dietro a vari sintomi dell'ansia come capogiri, tachicardia o angoscia. Vogliamo andare a fondo sui motivi per cui il corpo reagisce in maniera così eccessiva mentre allo stesso tempo la ragione sembra essere entrata in *stand-by*. Forse siamo malati senza saperlo? Magari un tumore al cervello, un ictus o un infarto? Questa reazione è fin troppo comprensibile, ma purtroppo ruminare in questo modo finisce per trasformare un'esperienza eccezionale nella causa di ripetuti attacchi d'ansia. È dimostrato che un eccesso di preoccupazione, unito a forti emozioni negative, altera le strutture del cervello, e nel giro di poche settimane o addirittura giorni la paura della paura si trasforma in una mentalità che scatta automaticamente e mette radici nella nostra testa tramite le sinapsi.

Il processo neurobiologico che si cela dietro questo meccanismo si chiama neuroplasticità e funziona come segue: quando pensiamo qualcosa, questo pensiero si memorizza nel cervello a livello neurale per permetterci di recuperarlo in un secondo tempo. Ma dato che non tutti i seimila e passa pensieri che in media ci girano per la testa ogni giorno hanno la stessa importanza, il nostro cervello deve continuamente scegliere che cosa archiviare nella memoria in maniera permanente e che cosa no.

I criteri selettivi sono questi: cose che pensiamo di rado o mai: NON IMPORTANTI.

Tutto quello che pensiamo di frequente o che esaminiamo in tutte le sue sfaccettature in spirali di pensiero interminabili: MOLTO IMPORTANTE.

Pensieri, sogni e speranze che nel migliore dei casi ci strappano un lieve sorriso: NON IMPORTANTI.

Obiettivi, paure e preoccupazioni che evocano in noi emozioni forti: MOLTO IMPORTANTI.

È indifferente che le emozioni alla base dei pensieri siano positive o negative: più sono forti, più il pensiero relativo si insedia nel cervello, aprendo così autostrade neurali su cui far circolare in fretta e in maniera affidabile tutto ciò che per noi potrebbe essere importante. Tutto il resto può tranquillamente andare "in coda".

Pertanto neuroplasticità significa che il nostro cervello stabilisce di continuo nuove connessioni e così facendo non memorizza stabilmente soltanto pensieri importanti, ma anche sequenze di movimenti. L'obiettivo è sempre quello di spostare più potenza di calcolo possibile dal cervello al cervelletto, vale a dire dalla mente conscia al subconscio. In questo modo azioni che si ripetono possono essere eseguite a livello subconscio con un automatismo che risparmia energia, lasciando alla mente conscia maggiori capacità per le novità e le cose sconosciute. È lo stesso effetto che si verifica quando si suona uno strumento o si scrive alla tastiera del computer usando dieci dita: sequenze di movimenti che all'inizio ci risultavano complicate e difficili diventano sempre più facili al punto che le eseguiamo automaticamente senza pensarci.

La neuroplasticità, però, comprende anche il dimenticare competenze, perché lo spazio di archiviazione nella nostra testa è limitato. Tutto quello che non pensiamo, facciamo o proviamo più per molto tempo viene smantellato a livello neurale per fare spazio a ciò che classifichiamo come im-

Azioni che si ripetono possono essere eseguite a livello subconscio con un automatismo che risparmia energia.

portante. Vale per una lingua straniera che avete studiato a scuola e che poi non avete mai più utilizzato come per la capacità di suonare uno strumento o quella di gioire per le piccole cose. Una formulazione comune tra i neuroscienziati è questa: *Use it or lose it*. In altre parole:

> Sfrutta una capacità o perderai le connessioni neurali in cui è stata memorizzata.

Certo, nel cervello rimangono sempre tracce, per cui una competenza acquisita in passato si può recuperare più in fretta, ma l'accesso neurale diretto, vale a dire l'automatismo inconscio, si mantiene soltanto con l'utilizzo regolare.

L'utilizzo mirato della neuroplasticità

Quando spiego a un paziente il funzionamento della neuroplasticità, spesso la sua reazione è questa: «Oh, ora si spiega perché mi sento così!». Esiste un motivo neurobiologico se all'improvviso paure e preoccupazioni diventano onnipresenti mentre allo stesso tempo siamo ciechi davanti alle cose belle della vita. La capacità di godersi anche momenti rilassati o addirittura allegri è stata sempre più smantellata a livello neurale perché la concentrazione si è focalizzata su ansia e compulsioni. Però non bisogna disperare. Anche se forse adesso non riuscite a immaginarlo, la plasticità non rema sempre contro, ma può anche giocare a nostro favore. I processi di memorizzazione del cervello umano, infatti, entrano in modalità di fuga soltanto se ci si concentra su quello che NON si vuole. Se invece si impara a puntare a nuovi obiettivi positivi, la neuroplasticità si trasforma in un vantaggio.

Come liberarsi delle paure e delle conseguenti compulsioni

Se il vostro disturbo ossessivo-compulsivo si basa su un disturbo d'ansia non trattato occorre per prima cosa risolvere quest'ultimo, perché spesso basta risolvere il problema dell'ansia per veder diminuire nettamente le compulsioni. E questo, tra parentesi, vale anche se finora avete affrontato un disturbo d'ansia esclusivamente con gli psicofarmaci. Questi, infatti, si limitano ad alleviare i sintomi, ma non mutano la percezione che avete di voi né le vostre false credenze, e dal momento che spesso sono proprio queste a scatenare ansia e panico, la malattia può sparire soltanto andando all'origine del problema.

I fattori scatenanti che entrano in gioco in un disturbo d'ansia e che purtroppo vengono troppo spesso trascurati sono talmente tanti che non sorprende che il numero dei pazienti che soffrono di ansia o delle conseguenti compulsioni sia in continuo aumento.

Un semplice errore nel dosaggio dei farmaci per la tiroide, ad esempio, rischia di provocare violenti attacchi di panico, e lo stesso le intolleranze alimentari o il consumo di determinate droghe. Elencare tutte le possibili cause e le relative soluzioni non soltanto esula però dalle tematiche di questo libro, ma fa già parte di un altro libro, che si intitola *Liberati dall'ansia e dagli attacchi di panico con il metodo Bernhardt*, dove illustro nel dettaglio come superare quasi tutti i disturbi d'ansia senza fare ricorso a farmaci, a dolorosi scavi sull'infanzia o alla terapia di confronto.

Un semplice errore nel dosaggio dei farmaci per la tiroide, ad esempio, rischia di provocare violenti attacchi di panico.

Una vita senza compulsioni anche senza la terapia di esposizione?

Chi lavora con regolarità con il metodo delle dieci frasi che abbiamo visto al paragrafo 3.4 può superare ansia e compulsioni soltanto con le proprie forze, e senza esporsi necessariamente a situazioni che lo mettono in ansia.

Questo metodo, infatti, risolve il problema nella testa con una vera e propria riprogrammazione degli automatismi di pensiero che in precedenza provocavano reazioni ansiose o compulsive.

Lavorando con costanza con il metodo delle dieci frasi si finisce per fare senza pensarci qualcosa che soltanto qualche settimana prima sembrava impossibile. La maggior parte dei pazienti si sente molto motivata nel vedere che risolvere da soli le proprie difficoltà è davvero possibile, e a quel punto anche percorrere il resto della strada che porta a una vita priva di ansie e di compulsioni diventa nettamente più facile.

> Chi lavora con regolarità con il metodo delle dieci frasi può superare ansia e compulsioni soltanto con le proprie forze.

So per esperienza che chi lotta da tempo con problemi psichici reagisce con scetticismo quando gli si prospetta una fine rapida alle sofferenze: gli sembra di averle già provate tutte o quasi per liberarsi una buona volta di ansie e compulsioni e che finora niente abbia funzionato in maniera definitiva.

Provate a informarvi su quello che dicono i medici che hanno già esperienza con il nostro metodo; trovate i contatti e le testimonianze su www.panikattacken-loswerden.de (sito in tedesco, inglese e francese).

La difesa migliore dalle ricadute

A volte succede che un paziente che ha superato con successo le proprie ansie e anche le relative compulsioni sia costretto a tornare da noi qualche anno dopo. A quel punto riferisce di essere stato benissimo per un certo tempo finché all'improvviso è stato colpito di nuovo da ansia o addirittura da attacchi di panico. La mia prima domanda è sempre la stessa: «Continua a lavorare regolarmente con il metodo delle dieci frasi?». In realtà potrei anche farne a meno, perché ormai so che la risposta è sempre la stessa: «No, mi sentivo così bene che ho pensato di non averne più bisogno».

L'errore commesso da queste persone è quello di scambiare il metodo delle dieci frasi per una sorta di farmaco, cioè qualcosa che si prende soltanto finché si è malati e di cui si può fare a meno non appena ci si sente di nuovo bene. Invece il metodo è esattamente il contrario della medicina, è piuttosto uno stile di vita positivo che rende i farmaci ampiamente superflui. Funziona come per l'alimentazione sana e la pratica regolare dello sport. Mi spiego meglio con un esempio.

Mettiamo il caso che vi nutriate in modo consapevole e da un po' di tempo andiate regolarmente in palestra due-tre volte la settimana. A un certo punto arriverà il momento in cui vi guarderete allo specchio con orgoglio e ammirerete il vostro fisico snello e scolpito. Ma che cosa pensate che succederebbe se allora diceste: «Grandioso, è proprio l'aspetto che ho sempre desiderato. Adesso posso finalmente dare un taglio allo sport e tornare a trascorrere il mio tempo libero sul divano sgranocchiando patatine e cioccolatini»? Per quanto tempo credete che il vostro corpo rimarrebbe così tonico? Esatto, non molto! E lo stesso vale per il metodo delle dieci frasi. Ovviamente se ormai da alcune settimane non provate sintomi di ansia o di compulsione non avrete più bisogno di usarlo tutti i giorni. Però per la vostra nuova libertà dovrebbe valere la pena di fare un "training di mantenimento" di almeno quindici minuti per tre-quattro volte la settimana. Se è ovvio che lo sport e un'alimentazione sana possono manifestare i loro effetti positivi soltanto finché sono una costante della vostra vita, lo stesso vale per il metodo delle dieci frasi, che deve essere integrato nella vostra quotidianità. Ma credetemi, la ricompensa che ricaverete da questo minimo sforzo supplementare è immensa, perché non soltanto vi permetterà di raggiungere molto più in fretta tutti i vostri obiettivi, ma vi farà indossare un mantello protettivo mentale che oltre a offrire maggiore resistenza allo stress, vi proteggerà anche da problemi psichici di ogni tipo.

Regole speciali per i pazienti ossessivo-compulsivi

A seconda dell'intensità del vostro disturbo ossessivo-compulsivo, eccovi alcune regole da rispettare nel lavoro con il metodo delle dieci frasi per evitare di alimentare ulteriormente le vostre compulsioni:

- Eseguite l'esercizio con costanza, ma senza esagerare. Da venti a trenta minuti una volta al giorno possono bastare. Il momento migliore è la sera prima di andare a letto. In questo modo sfrutterete al meglio anche la fase REM del sonno per stabilire più in fretta una migliore connessione neurale.
- Utilizzate il metodo delle dieci frasi senza pressioni. Se doveste avere difficoltà a "vedere" immagini interiori, non preoccupatevi. Ci sono persone che le "sentono" o le "pensano", per quanto possa sembrare strano. Non esiste un modo giusto e uno sbagliato, quello che conta è ripetere regolarmente le visualizzazioni ed esercitarsi a percepire sempre più dettagli. Il resto verrà da solo con il tempo.

◊ È perfettamente normale che ci siano anche giorni in cui le cose non girano per il verso giusto. Comportatevi come per imparare a guidare: non guardate l'ostacolo, ma indirizzate lo sguardo al vostro traguardo, una vita più bella e più facile.

◊ Nel metodo delle dieci frasi non c'è spazio per l'evitamento. Lo scopo è quello di creare nella vostra fantasia la versione migliore della vostra vita, e ciò in tutti i settori. Se per esempio prima bevevate caffè con piacere e adesso lo evitate per non agitarvi troppo, almeno nella vostra fantasia continuate a berlo a vostro piacimento. E – cosa altrettanto importante – rimanete tranquilli e rilassati anche nella vostra visualizzazione.

◊ Nella visualizzazione i comportamenti compulsivi non esistono. Se nella vostra fantasia usate un interruttore, fatelo una volta soltanto. Lo stesso vale per lavarsi le mani e per tutti gli altri comportamenti ritualizzati. Perlomeno nella vostra mente comportatevi come se la compulsione fosse già superata. Anche i successi immaginari fanno nascere nuovi percorsi neurali che a poco a poco si portano dietro azioni reali.

◊ Durante l'esercizio cercate di lasciare perdere i comportamenti compulsivi e i rituali occulti. Già dopo pochi giorni vi accorgerete che vi riesce sempre più facile, perché grazie alla separazione dei singoli canali sensoriali durante l'esercizio si formano in fretta nuovi collegamenti sinaptici che vi aiuteranno in questo senso.

5.2 Stress e situazioni eccezionali

Vi ho già mostrato con l'esempio della signora N. come lo stress possa avere un ruolo determinante nell'insorgere dei disturbi ossessivo-compulsivi. Nel suo caso la sensazione di essere sempre sotto stress si basava soprattutto su false credenze e diminuì quando imparò a verificare la veridicità dei suoi pensieri con *the work*. Ma naturalmente esistono anche situazioni stressanti per le quali non abbiamo reale responsabilità e persino uno stress utile e sano. E tra parentesi, distinguere l'uno dall'altro non è così difficile come si può credere.

Stress buono e stress cattivo

Chi crede di avere bandito completamente lo stress dalla propria vita mente oppure è un monaco buddista che medita su una montagna almeno da vent'anni. Per tutti gli altri, invece, vale la regola che lo stress fa parte della vita, ma ciò non vuol dire necessariamente che sia nocivo. Oltre allo stress negativo, chiamato "distress", ne esiste infatti anche una forma positiva, il cosiddetto "eustress", che procura slancio interiore e fornisce la motivazione necessaria per gestire bene anche sfide impegnative.

L'eustress è la tensione tipica che precede un grande avvenimento, per esempio un matrimonio, un compleanno importante o anche una competizione. Non vediamo l'ora che questo momento arrivi, ma dentro di noi siamo comunque tesi o nervosi. Non c'è niente di sbagliato né di patologico. L'eustress ci rende più concentrati, più efficienti e aumenta addirittura il senso di felicità allo sciogliersi della prima tensione.

L'eustress ci rende più concentrati, più efficienti e aumenta addirittura il senso di felicità allo sciogliersi della prima tensione.

I vostri sono problemi reali o dipendono da fattori interni?

Di tanto in tanto chiunque attraversa situazioni che non si possono sminuire neppure con la migliore buona volontà. Molto più spesso, tuttavia, avviene il contrario. Mi sorprende sempre vedere quante persone riescono a guastare anche gli avvenimenti più belli, e questo non ha più niente a che fare con l'eustress, ma è distress puro, scatenato quasi sempre da false credenze o da un eccesso di perfezionismo.

I pazienti ossessivo-compulsivi sono campioni del mondo in questa disciplina, ragion per cui nel loro caso è particolarmente importante imparare a riprogrammare le aspettative. Che lo si faccia con *the work*, con il metodo delle dieci frasi o con qualche altra tecnica adatta è indifferente, l'unica cosa che conta è riconoscere che qui NON si tratta di minacce reali, di karma negativo o addirittura di tratti del carattere contro i quali si è impotenti. Chi reagisce con ansia o compulsioni anche ad avvenimenti positivi ha sviluppato questo atteggiamento nel corso degli anni, di solito senza rendersene conto. Ma non appena ne diventa consapevole gli si aprono vie e mezzi per cambiare.

Chi reagisce con ansia o compulsioni anche ad avvenimenti positivi ha sviluppato questo atteggiamento nel corso degli anni.

Lo stress straordinario

Purtroppo nella vita è inevitabile trovarsi prima o poi a dover affrontare anche situazioni che sono oggettivamente orribili. Può trattarsi di un incidente, di una crisi politica, di un fatto violento o anche della morte di una persona cara. Queste esperienze ci sconvolgono nel profondo, e per elaborare l'accaduto al punto di poter tornare a dedicarsi alle cose belle della vita occorre soltanto tempo.

C'è però una grande differenza nel modo in cui si elabora uno stress straordinario. Ci sono persone che anche dopo ripetuti colpi avversi tornano a vivere una vita bella e piena, mentre altre già dopo una sola esperienza traumatica non riescono più a rialzarsi in piedi, ed è a queste ultime che per decenni si è rivolta l'attenzione della ricerca psicoterapeutica. Esistono molte risposte al perché alcuni soffrono in maniera esagerata e non hanno la stessa resistenza di altri.

La cattiva notizia è che chi è interessato a questo argomento ha tra le mani il libro sbagliato. La buona è che posso comunque dirvi che cos'hanno fatto tutti quelli che si sono ripresi in fretta.

Le compulsioni dopo esperienze traumatiche

Spesso si sviluppano compulsioni a seguito di un evento traumatico. Secondo uno studio pubblicato nel 2013 sul *Journal of Traumatic Stress*, l'otto per cento circa di chi ha fatto un'esperienza traumatica tende a sviluppare un disturbo di tipo psicologico.[40] Tra gli altri, oltre al disturbo ossessivo-compulsivo, ci sono il disturbo post-traumatico da stress (PTBS), disturbi d'ansia, disturbi alimentari, disturbi dissociativi e dolori cronici. Per fortuna però la maggior parte dei soggetti interessati, vale a dire circa il novantadue per cento, riesce a elaborare il trauma nel giro di pochi mesi e riprende la propria vita senza grossi problemi.

Spesso si sviluppano compulsioni a seguito di un evento traumatico.

Secondo un altro studio pubblicato dai professori Grant J. Devilly e Peter Cotton nel 2011 sull'*Australian Psychologist*,[41] con ogni probabilità quell'otto per cento che non è altrettanto

[40] https://onlinelibrary.wiley.com/journal/15736598

[41] https://aps.onlinelibrary.wiley.com/doi/abs/10.1080/00050060310001707147

fortunato ha fatto TROPPI colloqui terapeutici. I due studiosi hanno dimostrato che un'elaborazione troppo intensa di un trauma può essere controproducente e a volte addirittura ostacolare il processo di guarigione. Questo risultato coincide anche con le esperienze di molti pazienti che sono seguiti da noi. Analizzare esperienze traumatiche in mesi di colloqui non risolve il problema, ma anzi lo radica ancor più profondamente nella memoria.

Di gran lunga più utile, secondo la nostra esperienza, è prestare attenzione al livello strutturale di un trauma e scoprire in che modo il soggetto elabora uditivamente e visivamente la sua brutta esperienza. La vecchia teoria degli psicologi secondo cui si possono lasciar andare le cose soltanto dopo averle elaborate pienamente a livello di neuroplasticità è non soltanto sbagliata, ma a volte addirittura pericolosa. Un eccesso di elaborazione, infatti, può provocare una nuova traumatizzazione, tanto da imprimere nella memoria solo l'esperienza negativa. Se invece il paziente riesce a sovrascrivere in maniera mirata l'ancoraggio negativo di un trauma e a indirizzare il cervello su una strada neurale migliore, per esempio con il metodo delle dieci frasi, spesso riferisce di ricordare l'avvenimento, ma senza che questo sia accompagnato da sensazioni sgradevoli. Dal punto di vista neurobiologico si potrebbe anche dire che i disturbi post-traumatici si superano nella maniera più rapida privandoli della base a livello sinaptico.

Analizzare esperienze traumatiche in mesi di colloqui non risolve il problema, ma anzi lo radica ancor più profondamente nella memoria.

Concentrarsi sulla soluzione e non sul problema

Una volta uno dei miei vecchi insegnanti ha detto: «Chiedi consiglio soltanto a chi ha già dimostrato di sapere come si fa». Per quanto a prima vista possa sembrare un'affermazione banale, nella vita quotidiana sono pochi ad attenervisi. Per esempio, conosco diverse persone che sulle relazioni continuano a dare retta ai consigli di genitori o amici nonostante questi non abbiano mai avuto un rapporto davvero armonioso con il partner. Altri permettono a consulenti frustrati di decidere quale sia il lavoro più adatto a loro, o chiedono consigli finanziari a persone che non hanno mai raggiunto un vero benessere.

Naturalmente voi siete liberi di chiedere un parere a chiunque conosciate, però avrei un suggerimento che in futuro potrà aiutarvi a prendere decisioni più accorte. Più siete inclini a rivolgervi al parere altrui, più dovete scegliere con cura la persona cui chiedere consiglio. Le persone inclini a rivolgersi al parere altrui sono quelle cui più spesso riesce difficile prendere una decisione da soli. Non si fidano del loro istinto e preferiscono affidarsi al parere del gregge. Inoltre raccolgono più pareri possibili da chi li circonda per poi seguire a cuor leggero quello della maggioranza.

> Più siete inclini a rivolgervi al parere altrui, più dovete scegliere con cura la persona cui chiedere consiglio.

Purtroppo, però, è raro che l'opinione della maggioranza sia quella che porta risultati migliori; è molto più probabile che sia quella della strada della minor resistenza. Se non mi credete, basta l'esempio di una relazione davvero buona per capire se davvero una decisione presa dalla maggioranza sia valida. Rispondete a questa semplice domanda: «La maggior parte delle persone intorno a voi ha una relazione così amorevole e grandiosa che voi pensate ogni giorno con ammirazione e magari anche un pizzico di invidia che vorreste averne una uguale?».

Se la risposta è sì, congratulazioni davvero! Siete già circondati da persone che sanno esattamente come funziona una buona relazione e che quindi proprio per questo ne hanno una così. È a loro che dovreste rivolgervi per chiedere un parere. Se però non è così, il mio consiglio è questo: cercate qualcuno che abbia già dimostrato di sapere come si fa. Non è che non esista proprio nessuno che sa come vivere una relazione davvero buona, solo che purtroppo sono molte di più le persone che da anni si accontentano di compromessi più o meno pigri. Ed è a questa maggioranza che i soggetti inclini ad affidarsi a un parere esterno tendono ad appoggiarsi. Lo stesso avviene del resto anche per la scelta del lavoro, la gestione delle finanze o persino le questioni di salute. Ma cos'ha a che fare tutto questo con voi e con le vostre compulsioni?

Ogni forma di stress, che sia ansia, insoddisfazione, dubbio, gelosia o insonnia, rafforza i sintomi di un disturbo ossessivo-compulsivo. O per metterla in positivo: più siete felici e rilassati, più vi riuscirà facile sfuggire alle compulsioni. La strada per una vita priva di compulsioni, quindi, non è una strada che porta LONTANO da pensieri ossessivi e comportamenti compulsivi, ma semmai una che porta VERSO maggiore gioia e leggerezza. Oppure, per ripetere ancora una volta il titolo di questo sottoparagrafo, una via dominata dall'attenzione alla soluzione e non da quella al problema.

Ogni forma di stress, che sia ansia, insoddisfazione, dubbio o gelosia, rafforza i sintomi di un disturbo ossessivo-compulsivo.

Imparare dai buoni modelli

Mi sono sempre sforzato di imparare dai modelli migliori. Per questo motivo da sempre al centro del mio lavoro di psicoterapeuta c'è l'attenzione alle soluzioni. Ogni volta che nella mia vita privata conosco qualcuno particolarmente solido dal punto di vista psicologico mi interesso alla storia della sua vita. Quali sono i suoi valori e i suoi obiettivi? E i suoi dialoghi interiori? E che cos'altro potrebbe averlo aiutato a sviluppare una resilienza così impressionante? Il mio scopo è scoprire nel modo più dettagliato possibile, non soltanto per i miei pazienti, ma anche per me stesso, che cosa porti a una vita sana e piena. Della necessità di avere maggiore attenzione, del potere delle proprie credenze e dell'effetto risanatore dell'umorismo ho già parlato diffusamente. Adesso vorrei aggiungere ancora una cosa che ho riscontrato altrettanto spesso nelle persone con una resilienza spiccata. In realtà si tratta di un argomento che si immaginerebbe più adatto a un libro di consigli sugli affari che a uno sulle compulsioni, ma voglio comunque affrontarlo perché lo ritengo estremamente utile per il trattamento dei DOC. Sto parlando di una migliore gestione del tempo, o per dirla in un altro modo: di due possibilità per sbarazzarvi di una quantità davvero enorme di stress.

Una migliore gestione del tempo

Le persone psicologicamente solide spesso hanno un rapporto migliore con il tempo. Ciò significa da un lato che programmano pause e fasi di rilassamento fisse, e dall'altro che stabiliscono un arco di tempo adeguato per i loro compiti. In questo molti si attengono a due vecchie regole del mondo degli affari, anche se spesso non ne sono neppure consapevoli. Sto parlando del principio di Pareto e della legge di Parkinson.

Il principio di Pareto

Forse qualcuno di voi conosce il principio di Pareto anche come "legge 80/20". È stato sviluppato e messo per iscritto già nel 1897 dall'economista e sociologo italiano Vilfredo Pareto, che aveva calcolato che è possibile ottenere circa l'80% dei propri risultati con un dispendio di tempo del solo 20%. Per il restante 20% dei risultati si utilizza di conseguenza il tempo rimanente, vale a dire l'80%.

Il principio di Pareto non ha ancora perso validità e se ne possono riscontrare le prove in quasi tutti i settori della vita. Così per esempio l'80% del traffico complessivo su Internet si svolge soltanto sul 20% dei domini presenti, l'80% dei veicoli scorrono sul 20% delle strade e molte ditte generano l'80% dei loro profitti su appena il 20% dei prodotti. Applicando il principio di Pareto alla gestione del tempo, il vostro scopo è quello di identificare tra le vostre attività il 20% con cui raggiungete l'80% dei risultati. Se riuscite a spostare il grosso del lavoro a questo 20%, potrete non soltanto guadagnare i vostri soldi in maniera decisamente più facile, ma anche risparmiarvi un bel po' di stress. Sembra troppo bello per essere vero? Assolutamente no, e lasciate che ve lo dimostri con un altro esempio pratico.

Caso di studio

Nel marzo del 2021 venne nel mio studio un decoratore che da qualche tempo soffriva di una compulsione da contatto diventata ormai quasi incontrollabile. Doveva toccare i bottoni della sua camicia in fila dall'alto verso il basso e fare esattamente tre giri su ognuno di essi con il polpastrello. Se veniva interrotto durante la procedura, non ritrovava pace finché non riusciva a completarla. A volte passava giorni interi senza quello strano rituale, mentre nei

giorni più stressanti doveva tastare la fila di bottoni più volte. Se indossava soltanto t-shirt o maglioni, il tic si spostava automaticamente su altri oggetti sporgenti, come le cuciture dei jeans o la tastiera del computer. La procedura in sé, invece, rimaneva sempre la stessa: ruotare tre volte il polpastrello su tutti gli oggetti sporgenti secondo una sequenza precisa senza interruzione.
Dato che nei giorni tranquilli quell'uomo poteva decidere di lasciar perdere le azioni compulsive mentre in quelli più stressanti non riusciva a smettere, iniziammo per prima cosa a cercare di limitare il suo livello di stress. Lavorava in media cinquanta ore a settimana, svolgendo un'attività che amava e altre che sbrigava soltanto per rimpinguare i suoi guadagni. Quella che gli piaceva di più era una particolare tecnica, detta dello spatolato o stucco veneziano, con cui impreziosiva le pareti creando un effetto marmorizzato. Era una decorazione in cui era davvero bravo, e quando aveva un lavoro di questo tipo sapeva già dal mattino che quel giorno sarebbe stato libero dalla sua compulsione. Quella tecnica era pagata più di molti altri lavori, e così non dovemmo cercare a lungo il 20% in cui impegnarsi in futuro. Quando gli suggerii che d'ora in avanti si sarebbe dovuto dedicare soltanto all'effetto marmorizzato delle pareti liquidò subito la mia proposta. Con un certo rammarico mi disse che, certo, sarebbe stata un'ottima idea, ma che non c'erano abbastanza clienti per specializzarsi esclusivamente in quel campo. Lì per lì non ribattei e lasciai spazio al maialino Erwin, quello che abbiamo già incontrato al paragrafo 3.8. E naturalmente Erwin grugnì e grufolò subito con entusiasmo, ben sapendo che quell'affermazione non era altro che una falsa credenza priva di qualsiasi legame con la realtà. Dopo che Erwin si fu calmato, domandai al mio paziente: «Lei come fa a essere così sicuro che non ci siano abbastanza clienti per questo tipo di lavoro? Non è possibile piuttosto che qualcuno che ne ha bisogno non riesca a trovarla? In che modo informa potenziali nuo-

vi clienti che lei è molto bravo in questo? Ha un sito Internet apposito con belle foto dei lavori già svolti che la indichino come uno specialista del settore? E si fa pubblicità su Google perché chiunque nel raggio di cento chilometri cerchi un esperto di questa tecnica finisca subito sul suo sito?». Emerse che non esisteva niente del genere. L'uomo aveva sì un sito Internet, ma era alquanto datato e non era neppure aggiornato per la lettura su dispositivi mobili come cellulari o tablet. Cercando su Google "tecnica dello spatolato" il suo nome non compariva, e anche inserendo nella mascherina di ricerca "pittura e decorazione" e il nome della città in cui abitava lo si trovava soltanto nella quarta pagina di risultati; una posizione cui il novantanove per cento dei potenziali clienti non sarebbe mai arrivata. Il restante un per cento finiva su un sito in cui non comparivano belle foto di pareti decorate a stucco veneziano né un testo adeguato che ne illustrasse i vantaggi.

Quando glielo feci notare, decidemmo che per prima cosa avrebbe fatto creare un sito web per presentarsi come artigiano specializzato in quella tecnica. Inoltre avrebbe ingaggiato un professionista che pubblicizzasse il sito a dovere. L'obiettivo era quello di emergere nella prima pagina dei risultati di Google quando qualcuno della sua zona avesse fatto una ricerca.

Quando ci rivedemmo due mesi dopo, il nuovo sito era online da dieci giorni e la pubblicità gli aveva già procurato due nuovi clienti con commissioni per grossi lavori. Un anno dopo, la piccola ditta del mio paziente si occupava soltanto di stucco veneziano. La felicità che ne ricavava, sommata al fatto che ormai lavorava in media soltanto trenta ore la settimana guadagnando molto più di prima, aveva dato un enorme impulso alla sua resilienza. E in questo modo riusciva sempre più a lasciar perdere i comportamenti compulsivi finché, dopo cinque mesi circa, il suo disturbo ossessivo-compulsivo era completamente superato.

La legge di Parkinson

Il fatto che il decoratore di cui si è parlato sopra fosse riuscito a ridurre così in fretta il suo livello di stress e quindi ad avere abbastanza energia da superare la sua compulsione non dipendeva esclusivamente dal principio di Pareto. Si era anche attenuto in modo quasi esemplare alla legge di Parkinson, lasciando a professionisti sia la ristrutturazione del sito sia la relativa pubblicità e stabilendo un lasso di tempo preciso per l'operazione. Ma che cosa dice di preciso questa legge, pubblicata già nel 1955 dal sociologo britannico C. Northcote Parkinson?

«Il lavoro si espande fino a occupare tutto il tempo disponibile.»

Quanto sia vera questa affermazione lo può confermare chiunque si sia trovato a dover sgomberare un solaio o una cantina. Se non ci sono problemi di tempo, è un compito che può richiedere un'eternità. Ogni volta che si prende in mano un oggetto ci si sofferma a pensare se non potrebbe ancora tornare utile, quali ricordi lo accompagnino o se magari non lo si potrebbe rivendere su eBay o anche soltanto regalare a qualcuno. Se invece il tempo stringe, magari perché si sta traslocando e il camion noleggiato è già fuori dalla porta, allora si risolve tutto in poche ore. In queste occasioni chi non soffre di una sindrome da accumulo riesce persino a sbarazzarsi finalmente di cose da cui si sarebbe dovuto separare già da anni.

Ma in che modo la legge di Parkinson ha aiutato il decoratore del nostro esempio a rilassarsi così in fretta?

Non avete idea di quante persone hanno da anni in programma di creare un nuovo sito, ma non sanno fissare una scadenza precisa. Poi ci sono altri che tendono al perfezionismo e credono di poter pubblicare testi e immagini soltanto dopo averli rielaborati e migliorati un'infinità di volte, e così rimangono bloccati tanto da impiegare molto tempo per mettere a punto il sito. E in questo periodo lunghissimo, in cui rischiano di perdere per sempre molti clienti. Il decoratore, invece, aveva affidato subito l'incarico a un'agenzia, concordando una data di consegna del lavoro, e questo aveva ridotto moltissimo il suo livello di stress mentre addirittura i suoi guadagni aumentavano, due fattori che lo avevano aiutato notevolmente a vivere una vita più rilassata e con il tempo anche a tenere sotto controllo il suo disturbo ossessivo-compulsivo.

Come applicare la legge di Parkinson nel vostro caso

Se anche voi tendete a tirare inutilmente le cose per le lunghe, ecco il mio consiglio: stabilite con precisione quanto deve durare un compito e non esitate a essere avari con il vostro tempo, perché è raro che le cose migliorino soltanto perché vi ci dedicate inutilmente a lungo. Anzi, una limitazione rigida rende più attenti alle cose importanti e aiuta a fissare sempre meglio le proprie priorità. Certo, si potrebbe obiettare che anche fissarsi delle scadenze precise provoca stress, senza contare che i pazienti ossessivo-compulsivi hanno la tendenza a trasformare qualsiasi cosa in un'ossessione, perciò in che modo essere tanto attenti al tempo che si dedica a un'occupazione può essere d'aiuto? È un'ottima domanda, per rispondere alla quale però devo considerare anche altro.

Gestire il proprio tempo secondo la legge di Parkinson e il principio di Pareto non è una capacità che si possa acquisire da un giorno all'altro, implica il riconsiderare troppe false credenze che a volte esistono da generazioni. Mi riferisco a pensieri come: "Per fare bene le cose ci vuole tempo", o anche: "Non si può avere sempre tutto quello che si vuole". Basta però mettere in discussione queste antiche saggezze e verificarle con *the work* per ottenere risultati completamente diversi, scoprendo che a volte può essere vero l'esatto contrario, proprio com'è accaduto al nostro decoratore.

Non esiste, però, un unico metodo che funzioni ugualmente bene per tutti i pazienti ossessivo-compulsivi. Quello che aiuta una persona a fare rapidamente netti progressi può risultare inefficace per un'altra o addirittura acuire le sue compulsioni. Esiste un solo vero esperto per il vostro disturbo ossessivo-compulsivo, e siete voi. Se una cosa funziona, fatela più spesso, altrimenti passate a qualcos'altro. L'importante è accostarsi senza preconcetti a ognuna delle tecniche che avete incontrato in queste pagine. Che un metodo funzioni o meno nel vostro caso dipende soprattutto dalle vostre aspettative. Quello che posso assicurarvi è che non c'è una sola tecnica fra quelle che ho presentato in questo libro che non abbia aiutato almeno una dozzina di nostri pazienti a superare le proprie compulsioni. Lo stesso vale anche per i miei consigli su una migliore gestione del tempo: dopo un certo periodo di adattamento molti di loro sono riusciti a ridurre considerevolmente lo stress nella loro vita di tutti i giorni, e questo ha riflessi positivi anche sulla tendenza a eseguire azioni compulsive.

Non esiste un unico metodo che funzioni ugualmente bene per tutti i pazienti ossessivo-compulsivi.

Certo, anche il rispetto pedante dei tempi può assumere in fretta tratti ossessivi, ma chissà, forse questa nuova ossessione ne tiene sotto controllo una peggiore, per cui nel complesso è positiva. Se ve la cavate bene con la legge di Parkinson andate pure avanti così, altrimenti è inutile che continuiate ad angosciarvi e sfruttate piuttosto il principio di Pareto. E – cosa molto importante – abbiate pazienza. Per applicare con successo la legge 80/20 bisogna mettere in discussione molte delle convinzioni accettate supinamente per tutta la vita. Ricordo ancora bene quando ne ho sentito parlare per la prima volta, undici anni fa. Mi ci sono voluti quasi sei mesi per interiorizzarne davvero l'incredibile potenziale e per cominciare finalmente a riorganizzare la mia vita di conseguenza. Oggi per me è scontato sottoporre le mie attività a questa verifica, eppure di tanto in tanto mi sorprendo ancora a dedicare troppe energie a cose che nel complesso non mi fruttano granché. Perciò anch'io sto ancora imparando, ed è giusto così, perché crescere vuol dire continuare a imparare per tutta la vita, e non c'è praticamente nulla che si impari dormendo. E dal momento che anche il sonno ha un'influenza notevole sulla facilità o meno nel superare un'ossessione, diamo anche un'occhiata alla vostra igiene del sonno.

5.3 La carenza di sonno

Che esista una stretta correlazione tra disturbi del sonno e depressione è noto da tempo. Uno studio del 2017 ha addirittura dimostrato che andare a letto tardi ha una diretta influenza sui disturbi ossessivo-compulsivi.[42] Jessica R. Schubert della University of Michigan e Meridith Coles della Binghampton University hanno monitorato per una settimana il sonno di trenta soggetti affetti da DOC, e hanno potuto stabilire un legame diretto tra l'orario del sonno e la capacità di allontanare

---

[42] https://www.researchgate.net/publication/316569741_1128_later_bedtime_is_associated_with_decrements_in_perceived_control_of_obsessions_and_compulsions

pensieri ossessivi e comportamenti compulsivi. Più il soggetto dello studio andava a letto tardi minore era il controllo che l'indomani aveva sugli impulsi compulsivi, mentre il comportamento nel corso della giornata precedente non aveva alcuna influenza sul risultato. Oltre a evitare stress inutile, quindi, avete a disposizione un'altra arma per superare un disturbo ossessivo-compulsivo, ed è una buona igiene del sonno.

Maggior riposo equivale a minori ossessioni

Fin qui tutto bene. Quindi basta andare a letto presto la sera e farsi un bel sonno ininterrotto, possibilmente senza sogni, fino all'indomani mattina? E chi non lo vorrebbe? Purtroppo però devo deludervi: non soltanto è una meta difficile da raggiungere, ma è addirittura impossibile. Non solo perché tutti sognano, anche se non tutti poi ricordano le loro esperienze oniriche notturne. Anche il sonno ininterrotto è soltanto un'illusione. Se di notte vi svegliate più volte non avete motivo di preoccuparvi, anzi, è del tutto normale. Se il risveglio non dura più di quattro minuti, al mattino non ve lo ricorderete comunque, perché i risvegli avvengono perlopiù al termine di un ciclo di sonno, che si compone di tre fasi: sonno leggero, sonno profondo e sonno REM, o sonno paradosso. I singoli cicli di sonno durano ognuno tra i settanta e i centodieci minuti, e di solito una notte ne conta da quattro a sette. Perciò svegliarsi più volte durante la notte è perfettamente normale. Lo stress inutile – con conseguenti disturbi del sonno – spesso deriva dal fatto che questi risvegli vengono considerati negativamente. La paura di non riuscire a riaddormentarsi in fretta e un circolo vizio-

Il sonno ininterrotto è soltanto un'illusione.

so di pensieri spiacevoli incidono in misura notevole sul rilassamento notturno. Chi si gira e si rigira inquieto da una parte all'altra non ha una buona igiene del sonno. Perciò, eccovi qualche consiglio che può aiutarvi a riposare bene e quindi ad avere meno ossessioni durante il giorno:

◊ L'ambiente in cui dormite deve essere buio, fresco e silenzioso.
◊ Evitate caffè o altre bevande contenenti caffeina e sostanze eccitanti dopo le cinque del pomeriggio.
◊ Non andate a letto con lo stomaco troppo pieno né troppo vuoto. L'ideale è consumare un pasto leggero da due a tre ore prima di coricarsi.
◊ È vero che l'alcol aiuta ad addormentarsi, ma impedisce un sonno duraturo e nel complesso è più nocivo che utile, ragion per cui dopo le otto di sera è meglio evitarlo. Lo stesso, tra parentesi, vale anche per la nicotina.
◊ Rinunciate a praticare sport troppo stancanti dopo le otto di sera. Una passeggiata serale, yoga o un'attività simile, invece, sono consigliati. Troppo movimento prima di dormire fa male come troppo poco.
◊ Sonnecchiare davanti al televisore è una garanzia quasi certa di un sonno cattivo. Perciò spegnete per tempo, e se soffrite già di disturbi del sonno rinunciate anche al pisolino del dopopranzo.
◊ Se possibile adeguate le vostre abitudini di sonno al ciclo solare. Perciò alzatevi al sorgere del sole e concludete la giornata al tramonto. Per la maggior parte delle persone l'orario ideale per il sonno inizia tra le dieci e le undici di sera e dovrebbe durare intorno alle sette ore e mezza.
◊ La sera evitate la luce chiara e soprattutto quella che vira all'azzurro. Perciò è meglio leggere un libro che sedere al computer, o perlomeno impostatelo su un colore diverso.

◊ Soprattutto la sera proteggetevi dagli input negativi, il che significa tra l'altro non vedere notiziari né avere conversazioni sgradevoli.
◊ Svuotate un'ultima volta la vescica immediatamente prima di andare a dormire. Non c'è niente che interrompa il sonno con maggior certezza di una vescica piena.

Per una notte in bianco

Se invece volete essere quasi certi di dormire poco e male, ecco alcuni suggerimenti per voi. Bevete il più possibile nelle ultime ore prima di coricarvi. Mentre cercate di addormentarvi, ricordatevi di rimuginare a lungo sui vostri maggiori problemi. Durante la notte non appena vi svegliate ricordate di convincervi subito che adesso non riuscirete di certo a riaddormentarvi. Sfruttate l'occasione di essere svegli per fissarvi su pensieri e sensazioni negativi. Se leggendo quest'ultimo paragrafo avete pensato: "Ma certo che no, io non faccio mica così. Non sono mica stupido!" vuol dire che sono riuscito a risvegliare la vostra reattanza. Che cosa significhi, e soprattutto in che modo i familiari di pazienti ossessivo-compulsivi possano sfruttarla per aiutare al meglio i loro cari, lo vedremo nei paragrafi 7.1 e 7.2. Prima, però, ancora un consiglio importante che ha già aiutato molti dei nostri pazienti a dormire finalmente bene. Il momento migliore per usare il metodo delle dieci frasi è subito prima di coricarsi. Considerato che nei sogni elaboriamo soprattutto cose che hanno tenuto occupata la nostra mente subito prima di addormentarci, questo esercizio mentale ha una grossa influenza sui nostri sogni e sulla qualità del nostro sonno. Se doveste addormentarvi già durante l'esercizio, tra l'altro, non c'è niente di male. In questo caso basta che il mattino dopo, appena svegli, vi ricordiate di completare quel che resta del vostro training mentale. Se per esempio la sera avete già esaminato a fondo i due canali sensoriali della vista e dell'udito e vi siete addormentati mentre passavate al tatto, la mattina riprendete il filo e completate con il gusto e l'olfatto. In questo modo sfrutterete al meglio persino la fase alfa del cervello per superare ancora più in fretta le vostre compulsioni.

Nel passaggio dallo stato di veglia al sonno, infatti, il cervello si trova nella cosiddetta fase delle onde alfa. Tutto ciò che in questo momento elaborate consciamente nella vostra mente si insedierà in modo stabile nel cervelletto, e questo vi permetterà di recuperarlo dalla memoria ancora più in fretta.

Ecco perché rimuginare su pensieri negativi prima di addormentarsi è così nocivo. In questi momenti dedicatevi piuttosto al metodo delle dieci frasi, volgete il più possibile a vostro vantaggio la fase delle onde alfa e constaterete un rapido e avvertibile miglioramento del vostro stato di salute.

Improvvisi risvegli notturni: che fare?

Chi oltre alle compulsioni soffre anche di ansia riferisce spesso di svegliarsi di soprassalto nel cuore della notte e di non riuscire più ad addormentarsi. Se anche voi rientrate in questa categoria di persone, eccovi alcuni consigli per riaddormentarvi in fretta.

- ◊ Evitate la luce troppo intensa. Perciò non guardate il cellulare per controllare l'ora: provoca inutile pressione e genera stress.
- ◊ Se possibile evitate di alzarvi, a meno che non dobbiate andare in bagno. La tappa al frigorifero è assolutamente vietata. Mangiare qualcosa a tarda notte impedisce il sonno.
- ◊ Rimanete semplicemente coricati e fate una piccola meditazione di ringraziamento. Riflettete senza pressione su tutto quello per

cui potete essere grati. Cominciate dalla lettera A ed elencate dentro di voi tutte le cose che cominciano con la A per cui siete riconoscenti. Procedete in ordine alfabetico finché non vi addormentate.

5.4 La predisposizione genetica

A oggi non è ancora stata trovata una prova certa dell'esistenza di una predisposizione genetica che favorisca l'insorgere di un disturbo ossessivo-compulsivo. Seppur è vero che pensieri ossessivi e comportamenti compulsivi si riscontrano più di frequente nei figli di genitori affetti da questo disturbo, esistono moltissimi bambini e adolescenti per i quali non è così. E lo stesso vale per i gemelli: anche qui si riscontra una maggiore frequenza, ma non così alta da poter rimandare con certezza a una causa genetica. È assai più probabile che il soggetto assorba inconsciamente di riflesso un dato comportamento da altri membri della famiglia.

L'insorgere di un DOC, poi, può essere stimolato anche da uno stile educativo sfavorevole. Se i genitori si sforzano troppo di proteggere i figli da ogni possibile pericolo, il loro eccesso di ansia può trasmettersi ai figli e successivamente degenerare in un comportamento compulsivo. Lo stesso vale se in famiglia non esiste una cultura positiva dell'errore e il proprio perfezionismo viene preso come misura dell'educazione dei figli. Chi smette di arrabbiarsi per i loro errori, ma accetta che siano imprescindibili per sviluppare il potenziale di crescita si trova sulla strada giusta. Certo è che il perfezionismo non è mai sta-

L'insorgere di un DOC può essere stimolato anche da uno stile educativo sfavorevole.

to un metro valido, perché a lungo andare porta soltanto a una vita infelice. Perché sia così e che cosa si possa fare per evitarlo lo vedremo nel prossimo paragrafo.

5.5 Perfezionismo e mancata accettazione di sé

Chi è incline al perfezionismo non soltanto trasforma la propria vita in un inferno, ma porta anche il compagno e i figli a soffrire del suo stesso stato permanente di insoddisfazione, perché i perfezionisti hanno pretese irrealizzabili che sono garanzia certa di stress e malumori. Nel suo splendido libro *Raus aus dem Beziehungs-Burnout*[43] mia moglie spiega che cosa si nasconde dietro la ricerca della perfezione e come sfuggire a questo circolo vizioso. Eccone un breve estratto:

> L'immagine idealizzata di una famiglia moderna ha conseguenze insospettate per molte coppie. Ambizione, perfezionismo, multitasking e un'agenda fitta di impegni non sono i ripidi gradini che portano alla felicità, ma a lungo andare conducono soltanto allo spegnersi della relazione. In fondo la giornata ha soltanto ventiquattr'ore e tutti hanno dei limiti, ma hanno limiti anche la nostra influenza e la pianificazione della vita quotidiana. «La vita è quello che ti succede mentre fai altri progetti» metteva già in guardia John Lennon in *Beautiful Boy*. A determinare il nostro livello di stress non sono soltanto gli imprevisti, ma soprattutto il modo in cui li affrontiamo e li consideriamo. I soggetti a rischio di burnout non hanno meno tempo degli altri, ma spesso si aspettano troppo da sé stessi, finendo per pretendere di avere sempre e comun-

[43] Bernhardt, Daniela, *Raus aus dem Beziehungs-Burnout: Erst ich, dann du, dann die Liebe - endlich wieder glücklich sein*, Ariston Verlag, München 2019.

> que tutto sotto controllo e di procedere immancabilmente senza intoppi. Tutto questo richiede un alto livello di autodisciplina e di rigore. E quando qualcosa sfugge a tale controllo, le cose si fanno problematiche. La debolezza e l'impotenza sono gli ingredienti più importanti del cocktail di stress distruttivo. La sensazione di non avere più il comando della situazione, o peggio ancora di sé stessi, scatena nel perfezionista emozioni estremamente sgradevoli. Per continuare a fingere all'esterno che vada comunque tutto bene si soffocano le emozioni negative e i segnali di avvertimento del corpo. È paradossale, ma all'apice dell'affaticamento molti si accollano ulteriori progetti. Questo attivismo cieco aiuta persino – a breve termine – a distrarsi e a mettere distanza dallo stress, ma allo stesso tempo accelera la pericolosa caduta a valle.

Sebbene questo esempio si riferisca principalmente al perfezionismo all'interno di una relazione, i retrostanti schemi di pensiero e di comportamento sono validi anche per altri settori della vita. Chi tende al perfezionismo non è mai contento, e chi non è mai contento non si gratifica per i risultati ottenuti, privandosi così di un'importante fonte di energia. Nei miei seminari sono solito paragonare i perfezionisti a quei contadini che guidano un carretto trainato da un asino. Per spronare l'animale gli fanno dondolare una bella carota proprio davanti al muso. Spinto dalla fame, l'asino avanza pian pianino, ma senza mai raggiungere l'agognata ricompensa. Il carro, però, continua comunque ad avanza-

Chi tende al perfezionismo non è mai contento e non si gratifica per i risultati ottenuti, privandosi così di un'importante fonte di energia.

re. Si tratta di una strategia motivazionale alquanto dubbia, e se viene portata avanti troppo a lungo, per la frustrazione l'animale rinuncia e non muove più un passo. O peggio ancora, crolla per la stanchezza. Per procedere costantemente l'unica possibilità è concedergli di tanto in tanto una carota.

Per i perfezionisti è esattamente lo stesso, tranne che sono loro stessi a farsi dondolare davanti al naso la carota, vale a dire la ricompensa. «Quando ce l'avrò fatta andrà tutto bene. Allora finalmente potrò concedermi una pausa e premiarmi». Ancora soltanto questo, ancora soltanto quello, poi andrà tutto bene. Per caso è un comportamento che vi è familiare? La versione perfetta della vostra personalità sembra ondeggiare come una carota proprio davanti a voi. Ancora un passo soltanto, e poi ancora uno, e poi ancora uno.

Quello che i perfezionisti devono capire è che anche l'immagine ideale della loro vita è legata al qui e ora. A ogni progresso che fanno, anche il loro ideale si sposta in avanti. Perciò questa strategia motivazionale serve a una cosa soltanto: a procurarsi al più presto un disturbo d'ansia, un burnout o una depressione.

E da lì al disturbo ossessivo-compulsivo, come abbiamo già scritto al paragrafo 5.1, la strada è breve. In medicina questo fenomeno si chiama comorbidità. Più a lungo sussiste una malattia di fondo, per esempio un disturbo d'ansia, più facilmente si manifestano anche problemi fisici e psichici. E proprio in cima alla lista, lo avrete immaginato, ci sono tra l'altro i disturbi ossessivo-compulsivi.

Come scappare dalla trappola del perfezionismo

Sono soprattutto tre le cose che i perfezionisti devono imparare:

◊ A fissarsi traguardi ben definiti.
◊ A festeggiare adeguatamente il raggiungimento di questi obiettivi.
◊ A non demonizzare gli errori, ma ad accettarli con gratitudine per quello che sono: l'opportunità migliore di crescere in fretta e con facilità.

Le persone davvero di successo vivono seguendo questa massima: fallire presto e spesso, perché soltanto negli errori si cela il vero potenziale di crescita. Chi invece si sforza in tutti i modi di evitare gli errori si impedisce anche ogni possibilità di sviluppo.

Il perfezionismo: il modo migliore di rendersi invisi a tutti

I perfezionisti credono di non dover avere neppure un punto debole per essere amati, e invece è proprio il contrario. Consideriamo forte, ammirevole e amabile soltanto chi accetta le proprie debolezze. Quella di avere punti deboli e di commettere un errore di tanto in tanto è addirittura una qualità irrinunciabile dei supereroi, che ci permette di identificarci con loro e di affezionarci a loro. Pensate per esempio a un concerto: in che modo una star sul palcoscenico conquista definitivamente un posto nel nostro cuore? Con un'esibizione perfetta dalla prima all'ultima nota, oppure con una in cui qualcosa va storto e lui o lei rimane tranquillamente padrone della situazione? Ricordo ancora oggi un concerto dei Buena Vista Social Club cui assistetti a Berlino alla fine del 1999. Non so quale problema tecnico aveva portato a un intervallo prolungato, che l'allora già ultrasettantenne Ibrahim Ferrer sfruttò per

Fallire presto e spesso, perché soltanto negli errori si cela il vero potenziale di crescita.

chiamare sul palco una spettatrice, che avrà avuto la metà dei suoi anni, e ballare e flirtare con lei. Quel momento fu così emozionante che quando il guasto fu riparato e il concerto poté riprendere me ne sentii quasi dispiaciuto.

Non sono gli errori a essere il problema, ma il nostro modo di affrontarli

Chi ha una cultura positiva degli errori vede in ogni sbaglio una possibilità di conquistare punti simpatia, perché a tutti piacciono le persone che di tanto in tanto sanno ridere di sé e non perdono la calma neppure nelle situazioni difficili. Chi invece si rimprovera stressa non soltanto se stesso, ma anche chi gli sta intorno. Di tanto in tanto quando allo studio arriva un perfezionista particolarmente estremo mi piace stuzzicarlo un po'. «Chi mira alla perfezione si augura la morte.» Di solito mi vedo davanti una faccia spaventata, per cui mi affretto a spiegare: «A qualcosa di perfetto non si può più aggiungere o togliere niente senza turbare questa perfezione. Perciò perfezionismo non è altro che la fine di ogni crescita. E che sia l'uomo o la natura, quando qualcosa smette di crescere significa inevitabilmente che è arrivata la morte. Negli alberi è molto evidente, negli uomini bisogna guardare bene per vederlo. Naso, orecchi e piedi infatti non smettono mai di crescere, ma assai più determinante è la crescita della personalità. E a chi pensa di non avere più bisogno di crescere purtroppo non rimane altro da fare che trascorrere il tempo che manca fino alla sua morte con cose insulse come il ripresentarsi di azioni compulsive».

Chi invece si rimprovera stressa non soltanto se stesso, ma anche chi gli sta intorno.

Sapersi accettare: la chiave per una maggiore resilienza

La ricerca umana del perfezionismo è una contraddizione in sé, perché le parole "essere umano" e "perfezione" si escludono a vicenda. Caratteristiche dell'uomo sono la crescita, la vitalità, la molteplicità e la capacità di cambiare, mentre il perfezionismo è l'ESATTO contrario di tutto questo, tanto più che non esiste mai di per se stesso, ma soltanto nel contesto del suo ambiente.

Un pesce, per esempio, è perfettamente adatto alla vita nell'acqua, mentre per una vita nel deserto è del tutto inadeguato. Per fortuna però l'animale sa accettarsi. Se per sbaglio salta su una barca, non sta tanto a lambiccarsi il cervello per capire che cosa abbia che non va. Capisce all'istante che quello è l'ambiente sbagliato per lui e guizza di qua e di là finché – si spera – riesce a tornare in acqua.

La ricerca umana del perfezionismo è una contraddizione in sé, perché le parole "essere umano" e "perfezione" si escludono a vicenda.

Gli esseri umani, invece, rimangono bloccati anche per anni in ambienti inadatti a loro e cercano sempre l'errore dentro di sé. Conoscere i propri bisogni e definire chiaramente chi si è e i propri obiettivi è il presupposto basilare di una psiche stabile. E invece è proprio questo il torto che i pazienti ossessivo-compulsivi fanno a sé stessi: commettere il gravissimo errore di credere che i loro strani pensieri ossessivi rispecchino qualità nascoste del proprio carattere. Niente di tutto ciò potrebbe essere più lontano dalla verità.

Caso di studio

Ricordo ancora bene il caso del signor A., il papà di un bambino di cinque anni. Quando venne da noi la sua vita era segnata dalla vergogna e dal senso di colpa. Si muoveva terribili rimproveri perché dentro di lui si era annidato il pensiero ossessivo di poter abusare sessualmente del bambino. Nel corso della terapia, però, emerse che non sussisteva il minimo pericolo in quel senso. Il signor A. non aveva inclinazioni pedofile e non tendeva ad alcun estremo sessuale. E allora, com'era possibile che pensieri così angoscianti avessero preso il sopravvento in un padre amorevole al punto da fargli provare letteralmente paura di se stesso?
Circa sei mesi prima della nostra prima seduta una sera il signor A. era tornato a casa dal lavoro trovando il figlio che lo aspettava trepidante. Il rituale di famiglia prevedeva che padre e figlio facessero i matti per un'ora prima di cena. Spesso si sfidavano in sfrenate battaglie di cuscini o facevano la lotta sul tappeto del soggiorno. In una di queste zuffe affettuose era avvenuto che il bambino aveva inavvertitamente toccato più volte il pene del papà, e quella stimolazione meccanica aveva provocato nel signor A. una lieve erezione, che però era subito scomparsa. Tuttavia quel breve momento era stato sufficiente per suscitare nel mio paziente il pensiero di quanto fosse riprovevole manifestare una reazione fisica del genere in presenza del piccolo.
Qualche giorno dopo l'incidente si era ripetuto in una situazione analoga. Di nuovo facendo la lotta il bambino aveva inavvertitamente toccato il pene del papà e di nuovo quello aveva reagito come natura comanda. La stimolazione fisica pompa il sangue nei corpi cavernosi anche in assenza di un interesse sessuale. Ma anziché diventare consapevole di questo fatto, il signor A. aveva cominciato ad angosciarsi pensando di avere qualcosa che non andava. Lui amava suo figlio, e il pensiero di poterlo mettere in

pericolo in qualche modo o addirittura di poter abusare di lui gli riusciva insopportabile. E poiché per di più si vergognava di pensare a un'eventualità del genere, di lì a breve si era trovato a non vedere l'ora di non essere più costretto a pensarci.

Dal punto di vista della neuroplasticità si era creata così la situazione di partenza perfetta per sviluppare pensieri ossessivi, perché la combinazione di emozioni negative e il forte desiderio di NON voler pensare più a qualcosa costringe letteralmente il cervello a rigirare ossessivamente attorno all'argomento proibito. E così era accaduto l'inevitabile: le fantasie sul se e il come potesse avere inclinazioni pedofile si erano fatte sempre più insistenti finché il signor A. era arrivato a soffrire al punto che il senso di colpa lo aveva indotto a cercare un aiuto professionale.

Un'erezione è possibile anche senza un interesse sessuale?

Che il membro maschile possa irrigidirsi quando è eccitato sessualmente è un fatto ben noto. Quello però che molti non sanno è che le erezioni possono insorgere anche senza un interesse sessuale.

Così, per esempio, stimolazioni meccaniche sotto forma di contatti o pantaloni troppo attillati possono far sì che nei corpi cavernosi maschili venga pompato più sangue. Anche un eccesso di testosterone, come pure mutamenti ormonali durante la pubertà, possono indurre l'erezione senza un interesse sessuale sottostante. Mentre quest'ultimo caso si verifica soprattutto nei ragazzi fino ai diciassette anni, un elevato livello di testosterone può verificarsi in uomini di ogni età.

È sufficiente praticare regolarmente uno sport di potenza[44] o avere un'alimentazione troppo ricca di grassi, perché l'orga-

---

[44] https://pubmed.ncbi.nlm.nih.gov/21058750

nismo formi il testosterone proprio dal colesterolo presente negli alimenti. Persino l'assunzione di preparati a base di zinco è nota per far schizzare il livello di testosterone.[45] In questo caso è sufficiente anche una minima stimolazione meccanica per indurre un'erezione spontanea anche senza un retropensiero sessuale.

Voi non siete i vostri pensieri

L'unico errore commesso dal signor A. era stato quello di identificarsi con i suoi pensieri. Considerato che ogni giorno nella nostra testa passano in media seimiladuecento pensieri, tutti dovremmo avere personalità multiple. A volte genitore affettuoso, a volte cittadino indignato, a volte la persona più stupida e disprezzabile del pianeta e a volte l'utopista più empatico che si possa immaginare.

Di giorno in giorno nutriamo pensieri così numerosi e svariati che nel migliore dei casi potremmo tradurne in realtà l'uno per cento. Perciò non è il novantanove per cento di quello che pensiamo a decidere chi siamo, ma soltanto l'uno per cento che facciamo. Nel film *Forrest Gump* il protagonista pronuncia la rimarchevole frase: «Stupido è chi lo stupido fa». Applicando la profonda verità di queste parole ai pazienti ossessivo-compulsivi, ciò significa che:

Di giorno in giorno nutriamo pensieri così numerosi e svariati che nel migliore dei casi potremmo tradurne in realtà l'uno per cento.

[45] https://pubmed.ncbi.nlm.nih.gov/8875519

◊ È aggressivo soltanto chi ferisce gli altri con le parole e le azioni.
◊ È blasfemo soltanto chi lo esprime con le parole e le azioni.
◊ È caotico soltanto chi provoca il caos attorno a sé.

Certo, è "stupido" anche lavarsi le mani venti volte di seguito o contare continuamente qualcosa o riordinare compulsivamente. E chi può saperlo meglio del soggetto stesso? Ma dato che queste azioni non sono altro che il tentativo disperato di neutralizzare i pensieri ossessivi per non essere indotti a compiere gesti orribili, questa "stupidità" non deve essere giudicata negativamente, perché è l'espressione di un pensiero profondamente morale. Chi si comporta così lo fa per un'unica ragione: proteggere gli altri o anche se stesso da possibili danni. I pazienti ossessivo-compulsivi sono mediamente persone responsabili ed empatiche che hanno soltanto commesso un errore: hanno equiparato i loro pensieri a minacce reali.

Non guardate i vostri pensieri, ma la vostra vita

A volte i soggetti ossessivo-compulsivi sono talmente concentrati su ciò che NON vogliono da scordare del tutto di considerare la loro vita nel suo complesso. Sono le loro azioni a dire chi sono, non i loro tic o i loro pensieri.

Per questa ragione alla prima seduta domandai al signor A.:

«Quanti pensa che siano i pensieri strani che le passano per la testa ogni giorno e quanti di essi prima o poi traduce davvero in realtà?».

Signor A.: «Non ne ho idea, ma anche uno soltanto sarebbe troppo, se ne va di mezzo il benessere di mio figlio».

Io: «Il che sta a dimostrare com'è orientata la sua bussola morale. La preoccupazione con cui reagisce è la prova migliore del fatto che lei a suo figlio non farebbe mai niente del genere».

Signor A.: «Non ne sono così sicuro. Ci sono giorni in cui non riesco quasi a pensare ad altro».

Io: «È perfettamente normale in un disturbo ossessivo-compulsivo. Se avesse davvero inclinazioni pedofile reagirebbe a questi pensieri con eccitazione sessuale e forse anche con una certa anticipazione. Invece quello che io percepisco in lei è esattamente il contrario, vale a dire paura e disgusto».

Signor A.: «Sì, trovo questi pensieri ripugnanti e mi odio perché li ho».

Io: «Ha mai osservato un altro padre freddo o addirittura violento nei confronti di suo figlio?».

Signor A.: «Oh, sì, per esempio il nostro vicino di casa. Spesso mi viene da pensare che prima o poi lo prenderò e lo minaccerò di suonargliele se continuerà a comportarsi così con suo figlio».

Io: «Mi lasci indovinare: nella sua fantasia non si è limitato alla minaccia? Eppure nella vita vera non ha mai fatto niente del genere, perché lei non è i suoi pensieri. Sa quali conseguenze avrebbe un gesto del genere, ed è per questo che ci ha rinunciato».

Signor A.: «Sì, certo, ma se andrà avanti così, prima o poi chiamerò i servizi sociali».

Io: «Vede, ecco un'altra dimostrazione che ciò che pensa e ciò che fa sono due cose completamente diverse».

Signor A.: «Ma non sono paragonabili. Certo, sono arrabbiato con il mio vicino, ma non è che non faccia che pensare a lui».

Io: «Invece sono paragonabili eccome. I pensieri sul comportamento del suo vicino di casa non la tormentano soltanto perché la famiglia di quell'uomo è per lei di gran lunga meno importante della sua. Più siamo coinvolti emotivamente, più tendiamo a rimanere invischiati nella nostra spirale di pensieri. E da quello che vedo, per lei la sua famiglia è la cosa più importante». Dal momento che la mia valutazione era corretta offrii al signor A. un altro paio di esempi in cui nella sua immaginazione aveva fatto spesso gesti che nella vita reale non avrebbe mai compiuto. Più esempi trovavamo più gli appariva chiaro che le sue preoccupazioni erano infondate.

La sua vita, come quella di quasi tutti noi, era percorsa da strane fantasie, alcune violente, altre magari di tipo sessuale e moltissime semplicemente strampalate. Ma sempre valeva la regola per cui più qualcuno trova minacciose le proprie fantasie, meno corre il rischio di tradurle in realtà. I pazienti ossessivo-compulsivi non sono psicopatici da cui stare in guardia, anzi, semmai sono proprio l'opposto. Ciò che agli psicopatici manca in termini di rimorsi di coscienza, sensi di colpa ed empatia, nei compulsivi è in eccesso, ed è proprio questo a dare la certezza che non metteranno mai in pratica le loro strane fantasie. Dopo che il signor A. lo ebbe capito fu pronto a compiere il passo successivo della terapia, in cui avrebbe alimentato meglio la sua mente con l'ABS. Un nutrimento ardente e abbastanza forte da superare i pensieri fin lì ossessivi.

Più qualcuno trova minacciose le proprie fantasie, meno corre il rischio di tradurle in realtà.

Combattere il fuoco con il fuoco

Prima del suo disturbo ossessivo-compulsivo il signor A. era un uomo sessualmente attivo che aveva regolari rapporti con la madre di suo figlio, ma i pensieri ossessivi lo avevano spinto a evitare sempre di più ogni stimolo sessuale. Alla sua compagna mancavano i momenti di intimità con lui e continuava a chiedersi che problema avesse. Non sapeva niente dei suoi pensieri ossessivi, perché lui si vergognava troppo per parlargliene. Per questo lui ignorava il più possibile i suoi tentativi di intimità e di seduzione, finché la loro relazione minacciò di naufragare. Quello fu il momento in cui il signor A. decise di iniziare una terapia. Dopo che lo ebbi rassicurato che evitare i rapporti sessuali non avrebbe fatto che peggiorare le cose, la situazione nella coppia si rilassò notevolmente, ma i pensieri ossessivi sussistevano ancora, perciò era chiaro che tornare alla vita sessuale precedente alla compulsione non era stato sufficiente. Dovevamo intervenire anche a livello sessuale per contrapporre ai pensieri ossessivi qualcosa di sicuro, ma allo stesso tempo di abbastanza forte, da sovrascriversi sull'ancoraggio neurale di tali pensieri. Potrete di certo immaginare quanto il signor A. si sentisse a disagio a parlare di sesso con me, ma per fortuna non dovemmo fare ricorso a fantasie sessuali particolarmente sfrenate, perché anche qui ci venne in aiuto l'umorismo. I sogni a occhi aperti in cui lo condussi durante le sedute successive con l'aiuto dell'ABS erano sì di natura erotica, ma erano soprattutto qualcos'altro: molto divertenti e a volte anche davvero bizzarri. Quanto bizzarri lo lascio adesso alla vostra fantasia. La cosa importante è solo capire che erotismo e risate non si escludono a vicenda.

Sesso e risate, un mix straordinario

Chi crede che sesso e risate siano incompatibili si sbaglia di grosso, perché non c'è niente che animi l'erotismo più di una bella risata con la persona cui siamo davvero vicini. Le risate condivise, infatti, rilasciano una grande quantità di oppioidi endogeni che stimolano il nostro benessere a vari livelli.[46] Gli oppioidi endogeni sono droghe del benessere prodotte dal nostro organismo che non soltanto ci fanno dimenticare dolori e fame, ma interagiscono direttamente con gli ormoni sessuali. È a loro che si deve l'insorgere dell'euforia, quella sensazione meravigliosa senza la quale amore e sesso avrebbero come unico scopo la procreazione. Inoltre gli oppioidi endogeni riducono il livello di stress e fungono da veri e propri stimolatori del sistema immunitario. Perciò ridere protegge da virus e batteri molto meglio che non lavarsi le mani o evitare oggetti potenzialmente infetti.

Spegnere i pensieri ossessivi sessuali con un sesso migliore

Nel caso in cui anche voi siate afflitti da pensieri ossessivi di natura sessuale ecco un piccolo consiglio: fintanto che vi muovete nell'ambito della legalità non esiste niente che sia giusto o sbagliato e non lasciatevi convincere del contrario.

Ridere protegge da virus e batteri molto meglio che non lavarsi le mani o evitare oggetti potenzialmente infetti.

Tutto quello che due adulti fanno insieme di comune accordo e che diverte entrambi va benissimo. Se attorno a voi ci sono persone che pensano o addirittura parlano male di voi per questo motivo è meglio che smettiate di frequentarle anziché sottomettervi per forza a un'idea di morale inconciliabile con le vostre necessità.

Non limitatevi a concedervi una fantasia folle e sfrenata, ma vivete una vita sessuale corrispondente. È sempre meglio

---

[46] https://www.jneurosci.org/content/37/25/6125

di continuare a lottare contro pensieri ossessivi in cui immaginate di fare del male ad altri o anche a voi stessi.

Il cervello: un universo di possibilità

Tutti noi nella nostra fantasia superiamo regolarmente limiti che non hanno nulla a che fare con la realtà. Se ci riesce così facile è perché in tutto l'universo non esiste nulla che sia anche lontanamente efficiente quanto il cervello umano. Ottantasei miliardi di neuroni, così strettamente collegati tra loro che danno origine a più possibilità di combinazioni dei granelli di sabbia presenti su tutto il pianeta: se non è potenza di calcolo questa!

Tutti noi nella nostra fantasia superiamo regolarmente limiti che non hanno nulla a che fare con la realtà.

E naturalmente questa potenza deve pur andare da qualche parte. Se non la utilizziamo per raggiungere obiettivi davvero grandi, si sfoga appunto creando pensieri astrusi. Tuttavia da qui a dedurre che per questo motivo rappresentiamo un pericolo per la società ce ne corre. Era quanto sostenevano teorie ormai ampiamente confutate, risalenti a un tempo in cui la psicoterapia muoveva ancora i primi passi.

Le persone con pensieri ossessivi non sono bombe a orologeria pronte a esplodere e da disinnescare al più presto. Anzi, semmai hanno un eccesso di senso di responsabilità ed empatia, e l'unica loro "follia" da cui occorre davvero guardarsi è quella descritta da Albert Einstein in una delle mie citazioni preferite:

«Restare aggrappati ai vecchi sistemi, sperando che qualcosa cambi, è la peggiore forma di pazzia».

La paura di avere qualcosa che non andava aveva spinto il signor A. verso quei pensieri ossessivi. Più lui si sforzava di soffocarli, più quei pensieri tremendi lo incalzavano.

La strada per la guarigione gli si aprì soltanto quando ebbe il coraggio di fare qualcosa di completamente diverso, cioè contrapporre alle fantasie minacciose qualcosa di abbastanza forte da prenderne il posto nel cervello. Perciò, abbiate fiducia in voi stessi! Anche voi potete combattere il fuoco con il fuoco e in questo modo, si spera, tornare a vivere presto una vita bella e soprattutto priva di compulsioni.

Capitolo 6
Altre opzioni terapeutiche

Vi ho illustrato con diversi esempi tutti i metodi che, perlomeno per la nostra esperienza, portano i migliori risultati nei casi di DOC, ma ci sono ancora molte altre opzioni terapeutiche che meritano di essere citate. Alcune di esse possono dimostrarsi utilissime per accelerare il processo di guarigione, altre invece le prenderei in considerazione soltanto se nessuno dei metodi precedenti ha avuto gli effetti sperati. Come già accennato al paragrafo 5.2, raramente ciò che la massa pensa e fa è la soluzione migliore, perché la massa tende a scegliere la via della minore resistenza. Lo stesso vale per il trattamento farmacologico dei disturbi ossessivo-compulsivi. Non conosco nessuno, e ripeto nessuno, che sia riuscito a superare i suoi problemi soltanto con i farmaci. Come ho già spiegato diffusamente al paragrafo 3.5, anche il sostegno che possono dare affiancandoli alle misure comportamentali è a mio parere sopravvalutato. Tuttavia per completezza permettetemi di accennare anche a questa possibilità.

6.1 Il trattamento farmacologico delle compulsioni

Per trattare farmacologicamente i disturbi ossessivo-compulsivi vengono di solito prescritti antidepressivi della classe SSRI. In Germania si utilizzano questi sei preparati:

- ◊ Citalopram
- ◊ Escitalopram
- ◊ Fluoxetina
- ◊ Fluvoxamina
- ◊ Paroxetina
- ◊ Sertralina

Questa farmacoterapia non tiene conto del fatto che la metà circa di tutti i pazienti sviluppa la malattia prima del quindicesimo anno d'età. Le dosi consigliate, infatti, sono quelle valide per un adulto e spesso sono anche leggermente più elevate rispetto al trattamento di disturbi depressivi.[47] A peggiorare le cose si aggiunge il fatto che a causa degli effetti collaterali soltanto uno di questi farmaci, vale a dire la Fluoxetina, è somministrabile ai bambini a partire dagli otto anni.[48] Ciononostante vengono impiegati regolarmente anche il Citalopram, l'Escitalopram o la Sertralina, e questo grazie al cosiddetto uso *off-label*, che permette ai medici di prescrivere farmaci anche per impieghi diversi rispetto a quelli autorizzati. Tutto ciò non sarebbe un problema se gli antidepressivi aiutassero comunque i pazienti a superare i disturbi ossessivo-compulsivi in maniera completa e definitiva, ma non è così. È vero che almeno in parte dei pazienti si è osservato un moderato miglioramento, ma questo vale soltanto per la durata della terapia. Potrà andare bene per l'industria farmacologica, ma per i pazienti è tutt'altro che raccomandabile. Se poi si pensa ai possibili e frequenti effetti collaterali degli antidepressivi summenzionati, forse per dichiarare guerra a un disturbo ossessivo-compulsivo non sa-

[47] Hildegard G., Döpfner M., et al, *Zwangsstörungen* (Leitfaden Kinder- und Jugendpsychotherapie), Hogrefe Verlag, 1. Auflage, Göttingen 2018.
[48] https://www.pharmazeutische-zeitung.de/raus-aus-dem-seelentief-124022

rebbe meglio sfruttare la forza della fantasia? Perché una cosa è certa: se i pensieri possono scatenare i problemi psichici, allora hanno anche il potere di mettervi fine. O come mi piace ripetere nei miei seminari:

«I draghi immaginari si possono uccidere soltanto con spade immaginarie».

6.2 La stimolazione cerebrale profonda nelle compulsioni

Finora in queste pagine ho parlato soltanto di casi in cui è stato possibile aiutare i pazienti ossessivo-compulsivi a liberarsi del tutto o quasi delle loro compulsioni, ma ciò non significa che non esistano casi in cui un disturbo ossessivo-compulsivo è talmente progredito che neppure i metodi psicoterapeutici possono garantire risultati.

Per queste persone la stimolazione cerebrale profonda può essere letteralmente l'ultima spiaggia. In questo trattamento, che viene utilizzato anche per il morbo di Parkinson, si impiantano nel cervello minuscoli elettrodi per trasmettere deboli segnali elettrici che rimettono in sesto un cervello soggetto a compulsioni.

Fino a pochi anni fa vi avrei senz'altro sconsigliato questo intervento, perché si tratta comunque di una procedura chirurgica sul cervello che comporta inevitabilmente dei rischi. Nel 2020, però, sono stati compiuti alcuni progressi scientifici grazie ai quali la stimolazione cerebrale profonda ha ottenuto risultati talmente validi anche nei disturbi ossessivo-compulsivi che ho dovuto ricredermi.[49] In quell'anno, infatti, un gruppo di ricercatori della Berliner Charité è riuscito a individuare il punto otti-

[49] https://www.nature.com/articles/s41467-020-16734-3

male nel cervello in cui gli elettrodi possono spiegare i maggiori effetti. Hanno localizzato un particolare fascio di fibre tra la corteccia frontale del cervello e il nucleo subtalamico in cui la stimolazione elettrica ha portato a una riduzione misurabile del comportamento compulsivo. Per i pazienti ossessivo-compulsivi che soffrono del disturbo già da decenni e che non hanno ottenuto risultati con tutti i precedenti tentativi di terapia la stimolazione cerebrale profonda rappresenta quindi una reale possibilità di tornare almeno a una parvenza di vita normale. Finora, però, l'intervento è possibile esclusivamente sugli adulti, e comunque soltanto dopo un approfondito esame medico che valuti se il soggetto è adatto a questa procedura.

6.3 La stimolazione magnetica transcranica (TMS)

Negli ultimi anni nel trattamento di compulsioni, ansia e depressione sta acquisendo sempre maggiore importanza la stimolazione magnetica transcranica (TMS). In una seduta di TMS il paziente si rilassa su una sdraio mentre un magnete applicato in prossimità della testa invia al cervello impulsi elettromagnetici. In questo modo viene stimolata l'attività elettrica tra le cellule nervose, con l'effetto comprovato di una riduzione dei problemi psichici. Una seduta dura di solito dai trenta ai sessanta minuti e dovrebbe essere ripetuta quotidianamente per almeno due settimane. Si tratta di un trattamento indolore che non comporta alcun fastidio. Durante la stimolazione magnetica i pazienti più sensibili avvertono tutt'al più una lieve palpitazione o un formicolio alla testa.

Dubito tuttavia che un tale trattamento da solo possa essere sufficiente per superare in maniera definitiva un disturbo ossessivo-compulsivo, ma è comunque un utile affiancamento. È così ad esempio che nel 2021 dopo una TMS per quattro pazienti del nostro studio è risultato molto più facile integrare nella loro vita il metodo delle dieci frasi e *the work*. Nell'immediato le compulsioni erano ancora presenti, ma da quel momento le altre tecniche hanno funzionato così bene che dopo pochi mesi tre di loro si sono completamente liberati dei sintomi. Anche il quarto paziente aveva riferito successi avvertibili, ma perlomeno nel momento in cui scrivo queste righe non è ancora del tutto in grado di rinunciare ai suoi comportamenti compulsivi.

Se volete prendere in considerazione una stimolazione magnetica transcranica e desiderate sapere quali studi offrono questo tipo di trattamento cercate online questi tre acronimi: TMS, rTMS o dTMS. Tutte e tre hanno efficacia simile nei disturbi ossessivo-compulsivi e si differenziano soltanto nella diversa tecnica di creazione del campo magnetico e nel suo posizionamento sulla testa. Permane tuttavia una punta di amarezza: dal momento che in Germania questo tipo di trattamento è coperto dal sistema sanitario soltanto in casi particolari, per il ciclo completo è necessaria una spesa tra i mille e i milleottocento euro. Inoltre l'età minima per questo tipo di terapia è di quattordici anni.

6.4 Come incrementare la produzione endogena di dopamina

Come già detto al paragrafo 1.1, vi sono svariate possibilità di fornire dopamina all'organismo. Dato che lo sviluppo di compulsioni o dipendenze non è una fonte di dopamina auspicabile, in questo capitolo vorrei offrirvi un paio di alternative migliori.

Accennerò anche a tre neurotrasmettitori altrettanto importanti per vincere un disturbo ossessivo-compulsivo non solo in tempi rapidi, ma soprattutto in maniera definitiva.

I quattro portatori della felicità

La dopamina, il neurotrasmettitore della felicità, ha un ruolo determinante nell'insorgere dei disturbi ossessivo-compulsivi, e ciò soprattutto quando c'è carenza degli altri tre "portatori della felicità". Ogni buon cocktail biochimico della felicità, infatti, deve comprendere fondamentalmente quattro ingredienti: dopamina, serotonina, noradrenalina ed endorfina, che interagiscono tra di loro e se sono in perfetto equilibrio garantiscono una vita facile e serena.

Ogni buon cocktail biochimico della felicità deve comprendere dopamina, serotonina, noradrenalina ed endorfina.

Questo, tra l'altro, è anche uno dei motivi per cui sono contrario all'impiego di antidepressivi nella cura dei DOC. L'incremento artificiale del livello di serotonina o di noradrenalina con i farmaci è precisamente il contrario di ciò che occorre a una psiche sana. Per essere sempre adeguato alle circostanze di vita e alle reali necessità il rapporto tra i quattro neurotrasmettitori deve mantenersi flessibile. È un po' come un impianto di irrigazione intelligente: i sistemi misurano la temperatura e l'umidità del terreno ed erogano soltanto la quantità d'acqua realmente necessaria. Se invece si innaffia il prato tutti i giorni, sia che piova da tempo sia che questa sia l'estate più asciutta del secolo, ci sono ottime probabilità che il vostro prato marcisca o al contrario si secchi. Lo stesso succede quando il soggetto assume ogni giorno per mesi o magari addirittura per anni lo stesso quantitativo di psicofarmaci. Se è fortunato la strategia funziona, ma in caso contrario le sue condizioni finiscono addirittura per peggiorare.

I quattro neurotrasmettitori della felicità sono come i giocatori di una squadra di calcio. Ognuno ha un suo compito specifico, e la partita si vince solo con un buon gioco di squadra. Se uno dei giocatori se ne sta seduto in panchina o si ritiene superiore ai compagni e non passa mai la palla, la sconfitta è assicurata. Ma quali sono i compiti dei singoli giocatori e qual è la collaborazione ottimale?

Dopamina

Nella nostra metafora la dopamina è il centravanti. Genera stimoli e risveglia la curiosità. Quando il livello di questo neurotrasmettitore è basso, è basso anche il dinamismo. Il soggetto diventa stanco e apatico e mostra grossi vuoti di memoria. Se invece è in eccesso il soggetto tende a esagerazioni ed è più incline a compulsioni e dipendenze. Per questo motivo un eccesso di dopamina si riscontra anche in chi soffre di psicosi o schizofrenia, come pure nei consumatori di cocaina e di anfetamine. Un livello elevato di dopamina comporta anche inutili impulsi motori che i pazienti ossessivo-compulsivi conoscono bene. Per fortuna, però, in questo caso un altro giocatore può riportare la calma: la serotonina.

Serotonina

Questo neurotrasmettitore può essere paragonato al portiere della nostra squadra. È responsabile della soddisfazione e degli stati di rilassamento. Se il giocatore in porta è in gamba, la squadra rimane tranquilla anche quando l'avversario penetra nella difesa. Se invece il portiere è costretto a parare un tiro dopo l'altro perché i suoi compagni non svolgono il loro lavoro diventa sempre più inquieto e timoroso. Se dopamina, noradrenalina ed endorfina perdono il possesso di palla a un certo punto anche il portiere più freddo si agita e ne urla di tutti i colori. In concreto ciò significa: troppa serotonina genera paura, inquietudine, tremori ed eccitazione.

Noradrenalina

E passiamo ora al nostro difensore, la noradrenalina. Questo neurotrasmettitore è responsabile dell'attenzione e della vigilanza, due fondamenti dell'accuratezza che approfondiremo più avanti. In caso di stress o di potenziale pericolo la noradrenalina interviene per trasmettere i segnali al sistema nervoso centrale e analizzare in fretta e nei minimi dettagli la situazione di pericolo. Una capacità, questa, che a volte nei pazienti ossessivo-compulsivi è decisamente esagerata. Se il giudizio è "pericolo grave" la noradrenalina provoca una scarica di adrenalina. In un certo senso fa entrare in campo l'uomo di Neanderthal che abbiamo già visto al paragrafo 5.1, il quale pur di sventare il pericolo spazza letteralmente via tutto senza riguardo per niente e per nessuno.

Endorfina

Il quarto giocatore è l'endorfina. È il capitano della squadra, responsabile del morale della truppa. Quando l'uomo di Neanderthal ha fatto fuori la presunta minaccia, per esempio spingendo il soggetto a controllare il gas per trenta volte, arriva l'endorfina che lo rimanda in panchina. Questo neurotrasmettitore riesce come nessun altro a ridurre paura, stress e aggressività e a procurare un senso di sollievo. Se abbiamo a disposizione endorfina a sufficienza proviamo meno dolore, siamo di buon umore e dormiamo addirittura meglio. Perciò l'endorfina riveste un ruolo chiave, ed è una fortuna che il nostro organismo sia in grado di produrla facilmente. La formula segreta per avere una giusta quantità di endorfina è: sport e risate. Un intenso sforzo fisico, per esempio quando si pratica uno sport di potenza, stimola un grosso rilascio di endorfina. E l'effetto è ancora più rapido con l'umorismo. Basta un solo minuto di risate di gusto per produrre più endorfina di dieci minuti di allenamento intenso con i manubri. Anche per questo l'umorismo è l'arma segreta numero uno nella lotta contro le compulsioni.

La formula segreta per avere una giusta quantità di endorfina è: sport e risate.

I fantastici quattro

Ora che sapete in che modo produrre rapidamente endorfina, torniamo alla dopamina. Dal paragrafo 1.1 sappiamo già che questo neurotrasmettitore viene rilasciato soprattutto quando svolgiamo un compito che richieda pianificazione e magari anche un po' di impegno. Maggiore e più ambito è l'obiettivo che ci prefiggiamo, maggiore è anche la ricompensa sotto forma di dopamina. Le persone troppo schive e i pessimisti cronici dovrebbero quindi perlomeno provare a lasciare la loro *comfort zone*. Chi lo sa, potrebbero scoprire che questo comportamento non li ha mai protetti dalle brutte esperienze e invece ha evitato loro di dispiegare tutto il loro potenziale.

Più grande è l'obiettivo più importante è definire i traguardi intermedi. Pensate alla storia dell'asino e della carota: se sapremo offrirci con regolarità ricompense per il raggiungimento di ogni singola tappa arriveremo alla meta prima e in condizioni migliori. Un bell'effetto collaterale è che corpo e mente imparano che non è necessario cedere a una compulsione o a una dipendenza per produrre dopamina. Se poi riuscite a prendere a bordo anche il resto dei fantastici quattro, quindi serotonina e noradrenalina, avrete a disposizione tutti gli ingredienti per un ottimo cocktail della felicità. Questa pozione miracolosa riesce ad adeguare le proporzioni nel giro di pochi secondi per mettervi a disposizione l'energia necessaria a combattere le vostre compulsioni.

Mens sana in corpore sano

Già gli antichi romani sapevano che il movimento fisico fa bene anche allo stato mentale. Oggi, duemila anni dopo, sappiamo anche il perché. Lo sport non è soltanto il modo migliore di aumentare il livello di serotonina, ma stimola anche la produzione di un mattone importante del cervello, il cosiddetto fattore neurotrofico cerebrale (BDNF).[50]

Avere a disposizione un quantitativo adeguato di questa proteina ci permette di archiviare al meglio nel cervello i successi ottenuti nell'ambito di una psicoterapia. Se invece questa proteina è insufficiente diventa tutto più difficile. È un po' come la costruzione di una casa. Voi lettori siete i muratori. Il fattore BDNF sono le pietre e il cemento, mentre i suggerimenti del terapeuta sono il progetto dell'architetto. Il progetto può anche essere valido e voi potete anche metterci tutto il vostro impegno, ma una casa si può costruire bene soltanto se avete a disposizione materiale edile a sufficienza. Per questo il movimento fisico, se possibile all'aria aperta e alla luce del sole, è così importante.

---

[50] https://www.annualreviews.org/doi/10.1146/annurev.neuro.24.1.677
https://www.sciencedirect.com/science/article/abs/pii/S0165032709003346?via%3Dihub
https://www.nature.com/articles/374450a0

Tornando alla noradrenalina, quello che occorre al vostro corpo per produrne a sufficienza è un'alimentazione contenente il maggior quantitativo possibile di questi alimenti: manzo, pesce, pollame, formaggio, avocado, avena, mandorle, banane e verdura.

Eventualmente si possono aggiungere anche gli omega-3, acidi grassi presenti in grande quantità per esempio nell'olio di lino, nell'olio di chia o anche nella camelina, perché non soltanto stimolano la secrezione di noradrenalina, ma favoriscono anche la produzione di serotonina e di BDNF.

Una volta accumulato sufficiente "materiale edile", affinché il metodo delle dieci frasi possa dispiegare appieno il suo potenziale mancano soltanto gli obiettivi adatti. Poiché il concetto di valore varia molto da persona a persona, non esistono obiettivi universali validi per tutti, ma vi basterà rispondere a un paio di domande per scoprire che cosa risvegli in voi un desiderio sufficiente da fissarlo come obiettivo del vostro elenco di dieci frasi.

Suggerimenti per l'elenco delle dieci frasi

La prima volta che chiedo a un paziente quali siano i suoi obiettivi, spesso mi sento dare una risposta tipo: «Non voglio più avere compulsioni!», oppure: «Non voglio più avere di questi pensieri!». Come abbiamo già detto al paragrafo 1.2, questo tipo di focalizzazione non può funzionare, perché contiene una negazione. Per essere utili gli obiettivi devono non soltanto essere formulati esclusivamente in positivo, ma devono anche rappresentare una crescita reale per voi. Ecco un elenco di domande che hanno aiutato molti dei nostri pazienti a sviluppare idee concrete sulla direzione da prendere.

- ◊ Che cos'è particolarmente importante nella sua vita? Quali desideri ha a questo proposito?
- ◊ Che cosa le piacerebbe ottenere?
- ◊ Che cosa vorrebbe possedere?
- ◊ Che cosa vorrebbe diventare se ne avesse la possibilità?
- ◊ Quali capacità vorrebbe avere?

In alternativa potete anche completare questi pensieri:

- ◊ Se potessi fare come voglio io…
- ◊ Se vincessi alla lotteria…
- ◊ Se potessi fare quello che mi piace davvero…
- ◊ Se potessi fare di più quello che mi fa bene…
- ◊ Se sapessi di non fallire…
- ◊ Se soltanto ne avessi il coraggio…
- ◊ Se ne avessi la possibilità…
- ◊ Se non avessi più obblighi…
- ◊ Se sapessi che piacerebbe anche agli altri e che quindi non mi criticherebbero per questo…

Per trovare altre risposte a queste domande provate a concentrarvi miratamente su un settore ben preciso della vostra vita e ripassatele in rassegna tutte.

Settori della vita possibili:

- ◊ Relazioni, famiglia, amici.
- ◊ Tempo libero, hobby, sport, salute.
- ◊ Formazione e crescita professionale e personale.
- ◊ Materiale e finanziario.

Di seguito un paio di esempi concreti su come potrebbe funzionare nello specifico.

Relazioni, famiglia, amici

◊ Sono schietto e mi riesce facile essere limpido e sincero con le persone che mi stanno a cuore. Da questo mio atteggiamento scaturiscono conversazioni arricchenti.
◊ Sto vivendo una relazione splendida e mi rallegro ogni giorno per l'amore, il sostegno e l'ispirazione che mi offre la persona al mio fianco.

Tempo libero, hobby, sport, salute

◊ Ho trovato uno sport che mi diverte davvero, perciò non ho difficoltà ad allenarmi con regolarità.
◊ Mi considero il migliore amico/a di me stesso/a. I miei monologhi interiori sono affettuosi e benevoli. Mi tratto con riguardo e mi circondo soltanto di persone, informazioni e alimenti che mi fanno bene.
◊ Mi prendo regolarmente del tempo per il mio hobby.

Formazione e crescita professionale e personale

◊ Finalmente ho trovato l'impiego o il compito adatto a me e che mi dà molte soddisfazioni.
◊ Adesso mi concedo questo seminario che ho sempre desiderato fare.
◊ Ho trasformato il mio hobby in un lavoro e ho osato con successo il passo verso l'autonomia.

Materiale e finanziario

◊ Sono felice della mia nuova bicicletta elettrica e mi diverto a usarla facendo giri sempre più lunghi.
◊ La mia nuova situazione abitativa mi piace e sono orgoglioso di come ho organizzato bene il trasloco.
◊ Mi concedo il mio viaggio da sogno.
◊ Finalmente ho una macchina che mi riempie di orgoglio e di felicità.
◊ Mi piace andare regolarmente a cena in bei ristoranti.

Allora? Avete già trovato qualcosa che vi strappa un sorriso spontaneo o che magari ha risvegliato in voi qualche desiderio? Se non è così, date un'occhiata alla lista seguente, che elenca i premi da concedervi una volta raggiunto uno dei vostri traguardi.

Ricompensarsi con piacere

I bravi datori di lavoro stimolano la soddisfazione e quindi la produttività dei loro dipendenti concedendo loro di tanto in tanto una ricompensa sotto forma di cosiddetti "incentivi", un termine che significa stimolo, sprone. Gli incentivi possono essere gratifiche in denaro, bonus sotto forma di merci o anche prestazioni non materiali. Questa cultura della ricompensa è così efficace che ormai sono numerose le ditte specializzate esclusivamente in incentivi di ogni tipo. Che mi dite di assegnare ricompense regolari al vostro dipendente più importante, voi stessi? Quali premi avete in serbo per voi per festeggiare il raggiungimento dei vostri traguardi? Che cosa vi farebbe stare bene?

◊ Un latte macchiato o un gelato nel vostro bar preferito.
◊ Una lunga passeggiata.

- ◊ Un vestito nuovo.
- ◊ Un viaggio o una scappata di un fine settimana.
- ◊ Un bel bagno rilassante.
- ◊ Un massaggio ayurvedico.
- ◊ Nuovo materiale per il vostro hobby.
- ◊ Non fare niente per un'ora o meglio ancora per un giorno intero o semplicemente leggere.
- ◊ Un cellulare nuovo o qualche altro giocattolino tecnologico.
- ◊ Un corso di ballo o qualche altra lezione che vi è sempre piaciuta.

Un paio di punti di questo elenco hanno a che fare con hobby che forse avete messo da parte perché nella vostra vita le compulsioni sono arrivate a occupare tanto spazio che non vi rimane tempo sufficiente per questi divertimenti.

Ecco perché vorrei citarvi un altro esempio tratto dalla nostra pratica in studio, per dimostrarvi che dietro un hobby può celarsi un vero e proprio tesoro che non soltanto rappresenta una ricompensa più che meritata, ma può dimostrarsi il biglietto d'ingresso per una nuova vita.

Forse a qualcuno questa storia riuscirà familiare, perché l'ho tratta dal mio secondo libro, *Liberati dal burnout e dalla depressione con il metodo Bernhardt*:[51] perdonate questa piccola ripetizione. Il fatto è che l'esperienza di questa paziente è di tale ispirazione che in conclusione di questo capitolo voglio condividerla anche con voi. Vi auguro di tutto cuore di avere il coraggio di inseguire una vocazione così appagante da dare alla vostra psiche la forza necessaria per guarire del tutto.

---

[51] Bernhardt, Klaus, *Liberati dal burnout e dalla depressione*, op. cit.

Caso di studio

Al nostro studio si presentò una donna di trentaquattro anni con un'acuta sindrome da burnout. Era una madre single di due figli che lavorava come maestra d'asilo e aveva problemi con la direttrice e due colleghe che la mobbizzavano. Tuttavia a lei lavorare con i bambini piaceva e non riusciva a vedersi in un lavoro diverso. Ogni volta che aveva qualche minuto di tempo giocava a *Candy Crush* sul suo telefonino. Raggiungere un nuovo livello le dava almeno a breve termine una gratificazione e la sensazione di godere ancora di qualcosa di simile alla libertà.

Installando sul suo cellulare la app "FamilyTime" scoprimmo che passava in media un'ora e mezza al giorno giocando, perlopiù la sera quando i bambini erano a letto, o anche mentre andava al lavoro in autobus. Nel corso dell'ultimo anno si era quindi letteralmente "giocata" circa cinquecentocinquanta ore di vita. Convertite in giornate lavorative di otto ore ciascuna erano più di sessantotto giorni. Scioccata da quella rivelazione decise di impiegare quel tempo, almeno per le quattro settimane seguenti, per riprendere in mano un vecchio hobby: la fotografia. Per cominciare navigò in rete in cerca di consigli e trucchi per realizzare ritratti migliori. Quindi sfruttò soprattutto le serate per familiarizzarsi con Photoshop su YouTube.

In quel periodo all'asilo venne una fotografa per fare come tutti gli anni le foto ai bambini. Come negli anni passati, gli scatti furono tutt'altro che soddisfacenti: nei ritratti non si coglieva né lo spirito, né il fascino, né qualsiasi altra caratteristica che individuava la personalità dei piccoli. Tutte le foto erano spaventosamente uguali, tutte facce di bambini che sorridevano imbarazzati all'obiettivo senza mostrare neppure una scintilla di vera gioia di vita. I genitori acquistavano i ricordi dei loro pargoli senza entusiasmo, commentando delusi che il loro bambino era quasi irriconoscibile.

Tre mesi dopo, seguendo un impulso improvviso, la mia paziente portò la macchina fotografica al lavoro e riprese i bambini mentre giocavano, ridevano, cantavano e si scatenavano. Le sere seguenti lavorò un po' sugli scatti e finalmente li stampò. Quando all'asilo arrivò il momento della festa di fine anno, appese le sue foto alle pareti dell'ingresso dell'asilo. Sia i genitori sia le colleghe ne furono entusiasti e molti genitori le chiesero subito di poterne comprare alcune. Pur mettendole al prezzo di soli tre euro e cinquanta a copia, in un solo giorno la mia paziente guadagnò l'equivalente di una settimana del suo stipendio.
Il tutto avvenne nell'estate del 2017. Già nell'autunno dello stesso anno la donna, acquisita sicurezza, diede le dimissioni per seguire ormai soltanto la sua nuova passione. In quanto ex maestra e grazie alle sue splendide foto non ebbe difficoltà a convincere altri asili a ingaggiarla come fotografa nelle occasioni dell'anno scolastico. Oggi lavora ancora con i bambini, ma ha un'attività del tutto autonoma e senza direttrici irritanti o colleghe sgradevoli, e nonostante abbia allungato i tempi di pendolarismo il suo orario di lavoro si è ridotto del trenta per cento mentre i suoi guadagni sono quasi raddoppiati. E immagino che lo abbiate già capito: anche la sua sindrome da burnout si è letteralmente dissolta nell'aria.

Da hobby a lavoro

L'insoddisfazione sul lavoro genera necessariamente stress, che a lungo andare porta a problemi psichici. Può trattarsi, come nell'esempio precedente, di una sindrome da burnout, ma anche disturbi ossessivo-compulsivi, disturbi d'ansia o depressione non sono rari. Dal momento che in genere ciò cui dedichiamo più tempo nella vita è il nostro lavoro, la scelta dell'impiego giusto ha un ruolo chiave nel nostro stato di salute. La domenica tengo regolarmente seminari in cui illustro il modo migliore per integrare il metodo delle dieci frasi nella propria vita e spesso mi sento chiedere se un lavoro possa essere anche una vocazione. È certamente così se si sceglie una professione che serve non soltanto a dare di che vivere, ma anche soddisfazione e un senso alla vita. Alcuni dei partecipanti hanno già un hobby che risponde a questi requisiti, ma di solito non riescono a trasformarlo in un lavoro per via della falsa credenza: “Se lo facessi sempre non mi divertirei più”.

Chi si sforza di elaborare questa credenza con *the work*, però, spesso fa un'esperienza del tutto diversa, scoprendo che è vero proprio il contrario: “Se con questa attività potessi anche mantenermi la mia vita migliorerebbe sotto molti aspetti”. Ed è proprio questo lo scopo di questo libro: aiutare anche voi a migliorare la vostra vita sotto molti aspetti. Infatti se credete che basti liberarsi una volta per tutte delle compulsioni per risolvere ogni problema vi sbagliate. Anche voi avete sviluppato un disturbo ossessivo-compulsivo per un motivo ben preciso. Se siano false credenze, stress autoimposto, la mancanza di un obiettivo, esperienze traumatiche o semplicemente un modo di pensare sbagliato o ancora una combinazione di più di questi fattori lo potete scoprire soltanto voi. Però se avete letto con attenzione questo libro fino a questo punto senza saltare nemmeno un capitolo sapete anche voi che qualunque sia il fattore scatenante, esistono tecniche per ottenere grandi risultati anche con le vostre sole forze.

Nel capitolo seguente ho riassunto ancora una volta tutti i metodi adatti anche per un'autoterapia, specificando su quali punti del libro tornare a soffermarsi per capire caso per caso che cosa fare affinché pensieri ossessivi e azioni compulsive diventino presto acqua passata.

Capitolo 7
Breve panoramica delle tecniche di autoterapia

Per rendere il più possibile piacevole la lettura di questo libro ho distribuito le diverse opzioni terapeutiche in vari capitoli e le ho illustrate rifacendomi a esempi pratici. Ciò però non significa che per esempio lo scambio di posto uditivo-visivo, cioè la storia dell'angioletto e del diavoletto, funzioni soltanto per la compulsione a contare, perché si tratta di un metodo che può essere di aiuto ogni volta che all'origine di una compulsione c'è un dialogo interiore. Lo stesso vale anche per le altre tecniche. Per facilitarvi la ricerca dei vari metodi illustrati nel libro, eccovi di seguito una rapida panoramica delle tecniche adatte anche per un'autoterapia con il riferimento al capitolo relativo.

7.1 Lo scambio di posto uditivo-visivo

Lo scambio di posto uditivo-visivo svuota di energia le immagini e i dialoghi interiori alla base delle azioni compulsive con una facilità sorprendente. Il punto è smettere di preoccuparsi del contenuto dei propri pensieri e concentrarsi invece sulla loro struttura. Che cosa ciò significhi esattamente e come si può procedere nel dettaglio per ridurre in fretta le azioni compulsive è illustrato nei paragrafi 3.1 e 3.4.

7.2 Il metodo delle dieci frasi

Nel 2013 io e mia moglie abbiamo cominciato a sviluppare un metodo per aiutare i pazienti con disturbi d'ansia a bloccare il più possibile l'ansia sul nascere, vale a dire nelle connessioni neurali del cervello. Già allora ci era chiaro che per allontanare i pensieri ansiogeni occorre coinvolgere il maggior numero di aree del cervello. Perciò per attivare positivamente tutte le connessioni neurali abbiamo affiancato al metodo delle dieci frasi la tecnica dei cinque canali sensoriali. Per evitare l'insorgere di fantasie pessimistiche è necessario sovrascrivere ricordi di stati d'ansia già vissuti. Oggi, nove anni dopo, alcuni studiosi del Massachusetts Institute of Technology (MIT) hanno dimostrato che il nostro approccio di allora era più che giusto.[52] Infatti, contrariamente alle teorie ritenute valide in passato, ricordare è un processo che non avviene soltanto in pochi settori della corteccia cerebrale, ma coinvolge tutta la rete del cervello. Il metodo delle dieci frasi, quindi, è davvero uno dei modi migliori per contrastare i problemi psichici direttamente alla radice, come confermano anche le nostre esperienze con migliaia di pazienti. Troverete un'introduzione concreta a questo proposito nei paragrafi 3.4 e 5.1 e in un video corso che abbiamo sviluppato appositamente per i soggetti interessati. Il link è in fondo al volume.

> Ricordare è un processo che non avviene soltanto in pochi settori della corteccia cerebrale, ma coinvolge tutta la rete del cervello.

[52] https://www.nature.com/articles/s41467-022-29384-4
https://www.scinexx.de/news/psychologie/erinnerungen-sind-hirnweite-netzwerke

7.3 La rieducazione dei mancini corretti

Esiste un gruppo di persone in cui problemi psichici come ADHS, burnout o anche disturbi ossessivo-compulsivi si riscontrano con maggiore frequenza rispetto al resto della popolazione. Parliamo di quel dieci-quindici per cento di tedeschi che stando ai dati ufficiali sono mancini. Nel caso dei mancini corretti questo valore è nettamente più alto, anche se non esistono cifre precise riguardo al numero dei soggetti interessati. La cosa certa è che fino alla metà degli anni Settanta del Novecento persino a scuola questi bambini venivano sollecitati a scrivere con la "mano bella". Si può quindi desumere che la maggior parte dei mancini sopra i cinquant'anni abbia subito una tale correzione. Dal punto di vista statistico, quindi, in Germania dovrebbero esserci dai quattro ai cinque milioni di mancini corretti.[53] In molte persone questa correzione, tuttavia, è avvenuta talmente presto che è possibile che non sappiano neppure di essere mancini dalla nascita.

Chi crede di individuare nella correzione forzata del mancinismo la causa del proprio disturbo ossessivo-compulsivo dovrebbe perlomeno informarsi sulla possibilità di una rieducazione. Per la signora S., il cui caso ho illustrato al paragrafo 3.4, la rieducazione all'uso della mano sinistra è stato il passo decisivo per liberarsi una volta per tutte del suo DOC. Occorre però procedere con prudenza. Se volete esercitarvi a scrivere con la sinistra, vi raccomando di smettere non appena non vi sentite più a vostro agio. Lasciate al vostro cervello il tempo necessario per tornare alla mano originariamente dominante. Costringersi una seconda volta a cambiare modo di scrivere non fa bene a nessuno, né a voi né alle vostre cellule grigie.

---

53 https://www.bpb.de/kurz-knapp/zahlen-und-fakten/soziale-situation-in-deutschland/61538/bevoelkerung-nach-altersgruppe-und-geschlecht

7.4 La tecnica del ralenti

Anche questa tecnica richiede di non concentrarsi sul contenuto dei propri pensieri, bensì di modificare qualcosa all'interno della struttura, partendo dal presupposto che i dialoghi interiori o anche le sequenze cinematografiche che percepiamo nella nostra mente diventano opprimenti soltanto se scorrono a velocità normale o ancora più in fretta. Se invece se ne rallenta mentalmente la velocità, questi pensieri perdono all'istante il loro potere e si riduce anche l'impulso di svolgere un'azione compulsiva. Per capire in che modo funziona di preciso tutto questo andate al paragrafo 3.5.

7.5 La creazione di un ordine interiore attraverso la classificazione di valori e obiettivi

In caso di caos interiore o di difficoltà a prendere decisioni, andate a rivedere la classificazione di valori e obiettivi, sempre al paragrafo 3.5.

Spesso questa bella tecnica di coaching, che si può eseguire benissimo anche in autonomia, aiuta a individuare in modo rapido e chiaro i propri obiettivi. Io stesso ormai uso questo metodo per tutte le decisioni per cui l'istinto non mi dice chiaramente che cosa fare e finora me la sono sempre cavata a meraviglia.

7.6 L'elaborazione delle false credenze con *the work*

Perché sia necessario riconoscere le proprie false credenze e non permettere più alle bugie di determinare la propria vita è già stato spiegato diffusamente in diversi punti del libro. Per rivedere come sfuggire a questa sfavorevole programmazione con *the work*, un'introduzione dettagliata si trova al paragrafo 3.8.

7.7 La riconversione del pensiero magico

Il pensiero magico di per sé non è negativo, ma in quanto "maghi" della vostra vita è il momento di escogitare un paio di incantesimi migliori. In farmacologia per dimostrare l'efficacia di un nuovo preparato si effettuano tra l'altro studi a doppio cieco per verificare se sia realmente più valido di un placebo. Non avete idea di quanti prodotti farmacologici falliscono davanti a questa prova, perché a volte anche i placebo hanno una certa efficacia. In questo caso, però, a procurare la guarigione non è un principio attivo, bensì il pensiero magico, perché è proprio di questo che si tratta quando basta il solo pensiero di assumere un farmaco vero a portare al miglioramento della malattia. Ulteriori dettagli al riguardo li trovate al paragrafo 3.7.

7.8 La sovrascrittura degli ancoraggi negativi

Forse prima di leggere questo libro non vi rendevate conto di quanto gli ancoraggi influenzino la vostra vita. Mentre per un bravo coach o terapeuta è facile riconoscere gli ancoraggi negativi e sostituirli con altri positivi, purtroppo in un'autoterapia non tutti ne sono capaci. Però dal momento che a trarre profitto da un giusto rapporto con gli ancoraggi non sono soltanto i pazienti ossessivo-compulsivi, ma proprio tutti, per questo compito prendete pure a bordo i vostri familiari o amici. Per sapere come possono aiutarvi attivamente a superare il vostro disturbo ossessivo-compulsivo andate al paragrafo 3.8.

7.9 Il training all'accuratezza

Vorrei concludere questa breve panoramica con una tecnica cui ho accennato al paragrafo 1.1. Si tratta dell'accuratezza, quel meraviglioso stato di attenzione conscia che, se utilizzato nel modo giusto, funziona come un piccolo resettaggio del cervello. Essere accurati significa percepire il proprio corpo, i dintorni e il momento presente con tutti i sensi, senza lasciarsi distrarre. Il training all'accuratezza migliora la capacità di autoregolazione e aiuta a superare meglio lo stress della vita quotidiana. Se saprete mantenervi con la mente nel qui e ora e avrete un buon contatto con voi stessi, in futuro riuscirete ad avvertire in anticipo quando i vostri pensieri o le vostre azioni prendono una direzione che non vi fa bene, e questo vi darà modo di controsterzare prima che un impulso compulsivo diventi così forte che l'unico modo di provare sollievo sia metterlo in atto.

Il training all'accuratezza migliora la capacità di autoregolazione e aiuta a superare meglio lo stress della vita quotidiana.

Cinque monete per l'accuratezza

Incrementare l'accuratezza nella propria vita non è poi così difficile. Vi suggerisco un esercizio semplicissimo che uso abitualmente. Funziona così: al mattino mi infilo cinque monete nella tasca sinistra dei pantaloni. Quando mi sento stressato per qualche motivo, passo una moneta dalla tasca sinistra a quella destra. Poi mi fermo e per tre minuti non faccio assolutamente niente. Non mi muovo, non penso: niente. Mi limito a percepire consciamente il QUI e ORA. L'importante è non barare. Non influenzate o modificate niente, neppure con il pensiero. Niente progetti per il futuro o ruminazioni sul passato. Nessun: "Cosa devo fare adesso?" o: "Non ho proprio voglia di fare questo o quello!". Fermatevi semplicemente e cambiate prospettiva. Da protagonisti diventate osservatori. Rivolgete tutta la vostra attenzione al momento presente e osservate quello che succede senza intervenire. C'è un motivo se il vostro subconscio vi ha rammentato le monete proprio in questo momento. Dopo due, massimo tre minuti – che però a voi sembreranno molto più lunghi – vi accorgerete che dentro di voi qualcosa cede e ritroverete la calma. Non giudicate questo momento, osservatelo e basta.

Stare nel QUI e ORA senza alcuna critica

Dopo circa tre minuti riprendete l'attività che vi procurava stress, ma avendo cura di eseguire ogni movimento con la massima attenzione. Percepite quello che state facendo con tutti i sensi. Il modo migliore è togliere il piede dall'acceleratore per un momento e procedere quasi al rallentatore. Se per esempio vi state lavando le mani, fatelo con tutta calma prestando attenzione a ogni minimo dettaglio. Con quale mano ruotate il rubinetto? Quale sensazione vi dà? Che rumore fa l'acqua? È troppo calda, troppo fredda o giusta? Che sensazione vi dà il sapone, che odore ha? Avvertite non soltanto le mani, ma anche le braccia, le spalle e la nuca? E che cosa fa il vostro respiro? Passate in rassegna tutto il corpo mentre continuate a lavarvi le mani lentamente e con comodo. Percepite ogni cosa con la massima precisione, anche tutti i pensieri che vi passano per la testa in questo momento. E anche qui, niente giudizi o valutazioni, limitatevi a osservare.

Paradiso e inferno

Non dare giudizi sui propri pensieri è più facile se li si immaginano come nuvolette in cielo che scorrono e a poco a poco si dissolvono. Qualunque cosa vi passi per la testa va bene, sono soltanto pensieri, nient'altro. Un piccolo scatto momentaneo che vi attraversa la mente. Un'istantanea casuale senza un significato recondito. Durante un esercizio di accuratezza non esiste giusto o sbagliato, ci siete solamente voi e il momento.

Se siete principianti può capitare che il vostro critico interiore suoni l'allarme con tanta forza da non permettervi di restare a osservare calmi e rilassati. Se in questi momenti il vostro diavoletto comincia a imprecare ad alta voce lamentandosi di quanto è sciocco quello che state facendo, vi è permesso intervenire anche durante l'esercizio di accuratezza. Legate e imbavagliate mentalmente il diavoletto e poi tornate a osservare l'effetto del suo *mmmmmmmmh, mmmmmmmmh, mmmmmh* su di voi.

Misurare l'accuratezza con la tasca dei pantaloni

L'esercizio appena descritto non richiede complessivamente più di otto-dieci minuti al massimo. Se la sera vi ritrovate con cinque monete nella tasca destra, siate orgogliosi di voi stessi! Vuol dire che nel corso della giornata avete concesso al vostro cervello da quaranta a cinquanta minuti di un sano reset, perché un esercizio di accuratezza è esattamente questo: un resettaggio del cervello quando è di nuovo talmente impostato sul pilota automatico che lo stress minaccia di travolgervi. Tra parentesi, se preferite usare tre, quattro, sei o sette monete, fatelo tranquillamente. Non vogliamo che il vostro esercizio di accuratezza fallisca soltanto perché un certo numero non fa per voi. Inoltre, se il vostro abbigliamento non vi permette di conservare monete, per il vostro esercizio potete scegliere un'altra "valuta", per esempio perle o bottoni. Oppure al posto delle tasche dei pantaloni potete usare due bicchieri d'acqua. Posizionateli in un punto di casa vostra in cui finora la compulsione vi ha sopraffatto con maggiore frequenza. Prima di ogni esercizio di accuratezza spostate una moneta, perla o bottone da un bicchiere all'altro. Sta a voi scegliere il modo più adatto per il vostro training di accuratezza. L'unica cosa importante è eseguire l'esercizio per almeno tre settimane, perché questo è il tempo che occorre in media al cervello per interiorizzare una nuova routine al punto da mantenerla e poterla trasferire anche ad altri settori della vita.

Nel caso in cui vi stiate chiedendo se un training di accuratezza non possa finire per diventare a sua volta una compulsione, la risposta è decisamente SÌ. Però si tratta di una compulsione utilissima, come per esempio quella di lavarsi i denti. Non tutte le routine hanno in sé un elemento compulsivo e in alcuni settori un po' più di ripetizione sarebbe addirittura benefica. Per esempio quando si ride o si bacia o quando si tratta di concedersi più complimenti affettuosi.

Capitolo 8

Qualche consiglio per i familiari di pazienti ossessivo-compulsivi

Un disturbo ossessivo-compulsivo non è difficoltoso soltanto per chi ne soffre, ma anche per i suoi cari, perché spesso le azioni compulsive richiedono tempo ed evitare situazioni potenzialmente pericolose rende la vita familiare quasi insostenibile, provocando non di rado tensioni, soprattutto se il soggetto costringe i familiari a osservare a loro volta misure igieniche esagerate. Per questo alla fine di questo libro voglio dare anche qualche consiglio ai familiari e agli amici di pazienti ossessivo-compulsivi per aiutarli a migliorare la convivenza.

- ◊ Non sostenete il vostro caro nell'esecuzione di rituali compulsivi soltanto perché sperate di ricavarne così più tempo insieme. In questo modo la compulsione non fa che rafforzarsi e può arrivare addirittura a prolungare la durata di una terapia.
- ◊ Apprezzate ogni minimo progresso e non lesinate i complimenti. I soggetti ossessivo-compulsivi tendono al perfezionismo, per cui spesso non riescono a percepire i primi successi come tali. Se però voi saprete valorizzare in maniera adeguata anche un piccolo miglioramento li motiverete a continuare a uscire un po' alla volta dalle loro compulsioni.

◊ Non fatevi prendere in ostaggio. Continuate a invitare ospiti e fate tutto quello che è importante per il vostro benessere. In questo modo rimarrete un esempio luminoso del fatto che tutti i timori di cui il vostro caro si circonda non sono altro che assurdità. Questo è molto più importante che rinforzare le sue paure con l'empatia, seppur animata da buone intenzioni.
◊ Se dovessero saltarvi i nervi non preoccupatevi. A volte la rabbia è utile e importante per progredire sulla scala delle emozioni umane. Però ricordatevi di mettere bene in chiaro che non ce l'avete con la persona, ma soltanto con le sue azioni compulsive.
◊ Evitate discussioni sull'inutilità di certi comportamenti. Dentro di sé il vostro caro lo sa già da un pezzo, e un aumento di pressione non fa che incrementare la sua reattanza e spingerlo sempre di più verso rituali compulsivi.

Che cosa si intende per "reattanza" e come sfruttarla per alleggerire la vita vostra e del paziente ossessivo-compulsivo ve lo spiego subito.

8.1 Ai pazienti ossessivo-compulsivi serve un approccio diverso

Per "reattanza" si intende un fenomeno psicologico che insorge quando ci si sente trattati con condiscendenza o si viene sommersi di buoni consigli in una situazione stressante. A quel punto molti reagiscono d'istinto con una forte resistenza e un rifiuto generalizzato. Se avete figli adolescenti probabilmente capite di che cosa sto parlando. Se soltanto vi permettete di osservare che da ore hanno gli occhi fissi sul cellulare trascurando altre attività importanti di solito si sentono messi in discussione e si rintanano borbottando nella loro stanza, dove continuano tranquillamente a perdere altro tempo con il telefonino. Non è che non se ne rendano conto da soli, sanno perfettamente che hanno ancora i compiti da fare e che stanno sprecando tempo prezioso, ma la reattanza li spinge a trascorrere ancora un po' di tempo con il cellulare, perché soltanto così riescono a liberarsi della sgradevole sensazione di essere controllati e trattati con condiscendenza.

Magari qualcuno obietterà che si tratta di un fenomeno esclusivamente adolescenziale, ma si sbaglia di grosso. La stessa opposizione scatta anche negli adulti, purché siano soddisfatti determinati criteri. Prendiamo ad esempio le feste d'addio in ufficio. Più si augura il meglio per il nuovo lavoro al quasi ex-collega ripetendogli che la sua mancanza si farà sentire, più in qualcuno scatta la resistenza interiore: "Be', dai, non era mica così simpatico. Non faceva che strepitare per ogni minima sciocchezza e poi non era capace di riconoscere i suoi errori". Più si è costretti a dire a propria volta qualcosa di gentile, più vengono in mente motivi per non volerlo fare, e questo non ha niente a che fare con la malevolenza o l'antipatia per il collega. Questa cocciutaggine istintiva non è altro che reattanza, un meccanismo protettivo della propria autonomia, accompagnato da un caparbio: "No e no, non voglio!".

Sfruttate la reattanza a vostro favore

La reattanza è un programma subconscio dettato dallo stress che si sottrae al controllo consapevole, ma se vogliamo comunque dare un consiglio ai nostri cari quando sono sotto stress in modo che venga accolto favorevolmente possiamo ricorrere a un piccolo trucco. Tutto ciò che serve è una lieve modifica nella comunicazione. Im-

La reattanza è un programma subconscio dettato dallo stress che si sottrae al controllo consapevole.

magino che sappiate già quale reazione otterrà un: «E metti via una buona volta quel cellulare e comincia a fare i compiti!». Forse penserete anche che non ci sia modo di avere un risultato diverso. Provate però questa variante:

«Sono soltanto tre ore che sei al cellulare. Secondo me non sono abbastanza. Se ti sforzi ancora un po' sono sicuro che riesci ad arrivare anche a quattro o addirittura a cinque. Perché lo so benissimo che ti piace fare i compiti la sera tardi e che la cosa ti mette sempre di buon umore».

In certe famiglie dopo una frase del genere scoppierebbe una discussione accesa, ma annullerebbe lo scopo di queste tre frasi, che è quello di indirizzare la reattanza del ragazzo non contro di sé, bensì a suo favore. Perciò ecco il mio consiglio: anche se avete una gran voglia di aggiungere qualcos'altro, fidatevi che queste tre frasi bastano e ritiratevi sorridendo.

Meno per meno fa più

Come in matematica il prodotto di due meno dà un più, anche questa modifica della comunicazione trasforma un rifiuto in un'azione volontaria. A livello psicodinamico succede questo: date volutamente un cattivo consiglio, cioè un meno, in modo che il comportamento sbagliato del ragazzo, che è il secondo meno, possa dissolversi, e il risultato che ne consegue è il più. Non appena entra in gioco la reattanza, la risposta infatti è sempre: «No e no, non voglio!», indipendentemente da quello che è stato detto prima.

Rivediamo un'altra volta le due possibilità da questo nuovo punto di vista: se continuate a esortare vostro figlio a mettere via il cellulare, il «No e no, non voglio!» interiore spinge il ragazzo a continuare. Se invece il messaggio è: «Continua pure, lo so che ti piace fare i compiti la sera tardi», il «No!» indotto dalla reattanza si rivolge alla vostra affermazione e nel complesso significa: «No e no, non voglio passare altro tempo con il cellulare!» e: «No e no, ridursi a fare i compiti la sera tardi è sciocco». Provateci. Non crederete quanti familiari di pazienti ossessivo-compulsivi o anche genitori stressati sono rimasti stupiti nel vedere che con questo trucchetto neanche dieci minuti dopo il figlio metteva via il cellulare e cominciava a fare i compiti.

Tra parentesi: se leggendo le ultime righe avete avuto la sensazione che questa forma variata di comunicazione vi fosse familiare, avete perfettamente ragione. Saper sfruttare a proprio vantaggio la reattanza è la forza determinante che si cela dietro l'intervento paradossale, la terapia provocativa e anche l'ABS.

8.2 Esempi di formulazione per pazienti ossessivo-compulsivi

Chi soffre di un disturbo ossessivo-compulsivo è perennemente sotto stress, ragion per cui in lui o lei la reattanza si attiva spesso. Perciò anche in questo caso dire: «Credo che trenta volte non bastino, secondo me faresti meglio a controllare l'interruttore della luce cento volte» funziona meglio di: «E che cavolo, trenta volte sono più che sufficienti!». Anche qui, infatti, è quasi certo che intervenga il dialogo interiore: "No e no, non voglio!". Idealmente nel primo caso scatenate un nuovo dialogo interiore più utile, qualcosa come: "No, dai, cento volte sono davvero un'esagerazione, trenta sono già una seccatura sufficiente". Nel secondo caso, invece, è più probabile che inaspriate la situazione, perché suscitate risposte o pensieri del tipo: «No, quante volte bastano lo decido io. Dopotutto conta quello che penso io, non quello che pensi tu».

Però attenzione a non dare una sfumatura cattiva o di rimprovero a questa nuova forma di comunicazione. Un po' di affettuosa ironia, condita da un sorriso e da una strizzatina d'occhi, può bastare perché l'altro inquadri correttamente le vostre parole. La reattanza scatta comunque, ma questa volta l'opposizione indirizza l'energia nella direzione giusta.

Eccovi un altro paio di esempi che hanno funzionato bene con i nostri pazienti ossessivo-compulsivi:

Prima: «Non fare così, è pulitissimo».

Ottimizzazione della reattanza: «Hai ragione, se lo tocchi morirai di sicuro entro fine giornata».

Prima: «Ma butta un po' via tutta quella robaccia».

Ottimizzazione della reattanza: «Mi sembra che tu abbia ancora troppo poca roba. Se monti degli scaffali in tutto il soggiorno potresti accumulare ancora un bel po' di belle cose».

Prima: «Altri si sono seduti lì prima di te e sono ancora vivi».

Ottimizzazione della reattanza: «Scommetto che tutti quelli che negli ultimi anni si sono seduti su questa panchina sono morti fra mille tormenti. Ma pensaci, migliaia di morti, e solo perché non sono stati prudenti come te».

E dato che è molto importante, ve lo ripeto: mi raccomando di non usare queste formulazioni in modo malevolo o sprezzante. Vogliamo aiutare il paziente con l'umorismo, non ferirlo. Mettete bene in chiaro con il vostro linguaggio corporeo che il vostro commento ironico è animato esclusivamente da buone intenzioni. Un sorriso e una strizzatina d'occhi aiuteranno l'altro a interpretare bene il messaggio. In ogni caso la reattanza prende automaticamente la strada giusta anche se di tanto in tanto nel vostro interlocutore si accende una scintilla di rabbia. In questi momenti siate sempre consapevoli che state aiutando un paziente ossessivo-compulsivo ad arrivare al livello due, dove potrà rifornirsi di energia. E se il suo disturbo ossessivo-compulsivo è già consolidato gliene occorrerà un bel po'.

Un sorriso e una strizzatina d'occhi aiuteranno l'altro a interpretare bene il messaggio.

Se poi riuscite anche a condurre in fretta il vostro caro al livello tre, quello della NEUTRALITÀ, be', in tal caso avete tutta la mia stima. Eccovi un altro consiglio per riuscirci con un po' di esercizio: non reagite negativamente a questi accenni di rabbia, ma rimanete affettuosi, anche se a volte può essere difficile. Spesso bastano un paio di parole gentili, un gesto delicato o qualche altra piccola attenzione per aiutare dolcemente l'altro a passare dal livello due al tre, dove le cose andranno meglio per entrambi. Per il paziente, perché al livello tre è molto più facile opporsi alle proprie compulsioni, e per voi, perché adesso avrete al vostro fianco una persona perlomeno a volte un po' più rilassata.

Postfazione

Un libro non si scrive mai da soli. Senza la mia amata moglie e tutti i bravissimi colleghi e colleghe dello studio che mi hanno sollevato dal carico del lavoro durante la fase di scrittura non mi sarebbe stato possibile immergermi così in profondità nel tema dei disturbi ossessivo-compulsivi. Spesso in questo periodo mi è sembrato di essere un pescatore di perle, che riemerge soltanto per pochi istanti per riprendere fiato e poi tornare a inabissarsi. Per quattordici mesi sono andato quasi ininterrottamente a caccia di nuove "perle" che potessero aiutare i soggetti colpiti a tornare finalmente a vivere una vita priva di compulsioni. Senza un team così incredibile non ce l'avrei mai fatta. Grazie a tutti voi!

Un ulteriore ringraziamento va a tutti gli interlocutori che durante le mie ricerche mi hanno aiutato con pazienza con le loro spiegazioni, e naturalmente anche a tutti i pazienti, che mi hanno permesso di riportare le loro storie cliniche, modificandone i dati per proteggerne la privacy.

Devo ammettere che avevo un po' di timore a scrivere questo libro, perché da un lato volevo illustrare la sofferenza dei pazienti per le loro compulsioni, ma dall'altro volevo anche incoraggiarli a combattere questa sofferenza con l'arma forse più forte che abbiamo a nostra disposizione: l'umorismo. Se sia riuscito a mantenere un giusto equilibrio tra questi due estremi potete giudicarlo soltanto voi, miei cari lettori e lettrici. Sono ben consapevole che non tutti sono in grado di superare le loro compulsioni così facilmente come i soggetti di cui parlo nel libro, ma spero di avervi almeno dato il coraggio di iniziare una terapia, se necessario. Se poi sono riuscito anche a convincervi che la cura dei disturbi ossessivo-compulsivi non è sempre così lunga e infruttuosa come paventavate, questo libro ha più che soddisfatto il suo scopo, perché in tal caso adesso potete contare quanto meno sul *mindset* necessario per riuscire davvero a riprendere in fretta a vivere una vita serena e priva di compulsioni. Ed è proprio quanto vi auguro di tutto cuore.

Vostro
Klaus Bernhardt

Ulteriori informazioni dall'Institut für moderne Psychotherapie

Tutti i metodi illustrati in questo libro sono sperimentati nella pratica e si sono dimostrati validi negli anni. Tuttavia un libro non può e non deve sostituire una psicoterapia, perché il lavoro con un terapeuta esperto è insostituibile. Ma dato che, perlomeno in Germania, le liste d'attesa per una psicoterapia possono arrivare anche fino a sei mesi, era nostra intenzione offrire agli interessati un'altra possibilità di intraprendere già da soli i primi passi. Così è nata l'idea di un corso online contro i disturbi d'ansia, strutturato nello stesso modo in cui affrontereste una terapia personalmente con me. Soprattutto se soffrivate di disturbi d'ansia prima di sviluppare un disturbo ossessivo-compulsivo potrete trarre grande profitto da questo corso, perché meno sarete animati da ansia e panico, più riuscirete a liberarvi in fretta anche da compulsioni e pensieri ossessivi. Il corso, che troverete a questi indirizzi, è attualmente a disposizione in quattro lingue:

tedesco: www.panikattacken-loswerden.de
inglese: www.the-anxiety-cure.com
francese: www.stop-peur.fr
polacco: www.pomoc-ataki-paniki-agorafobia.pl

Corsi di aggiornamento per medici e terapeuti

Per medici, psicoterapeuti o naturopati che desiderino saperne di più sulle tecniche illustrate in questo libro, visitate il sito del nostro studio. Dal 2016 ogni anno un centinaio di colleghi proseguono la loro formazione da noi per imparare ad aiutare i loro pazienti con maggiore divertimento e leggerezza. I corsi intensivi di cinque giorni sono tenuti da me personalmente, e la partecipazione è possibile in presenza a Berlino e anche online via Zoom. Troverete ulteriori informazioni qui:

www.Institut-moderne-Psychotherapie.de/weiterbildung-psychotherapie

Indice

Di tanto in tanto a tutti capita di essere un po' maniacali, è normale e non deve diventare motivo di preoccupazione. Se però il comportamento compulsivo è accompagnato da paure e ansie costanti, allora è il momento di intervenire. Lo stesso vale se i pensieri negativi cominciano a presentarsi sempre più di frequente o quando ci si sente costretti a ripetere più e più volte certe azioni. Chi è particolarmente stressato controlla gesti ormai ritualizzati molto più spesso del necessario, e questo di solito perché con la mente è già all'azione successiva prima di avere concluso quella in corso. Questo è anche uno dei motivi per cui tante persone si sentono infelici e sotto stress: chi con il pensiero è sempre uno o più passi avanti si comporta come chi cerca spasmodicamente di conquistare un premio e poi, quando riesce a vincerlo, si scorda di ritirarlo.

Le compulsioni, come la maggior parte delle paure, sono un comportamento appreso inconsciamente, ma per fortuna tutto quello che si è imparato si può anche disimparare, basta conoscere i metodi giusti. Che sono precisamente ciò di cui si occupa questo libro. Perciò leggetelo, perché ne varrà la pena!

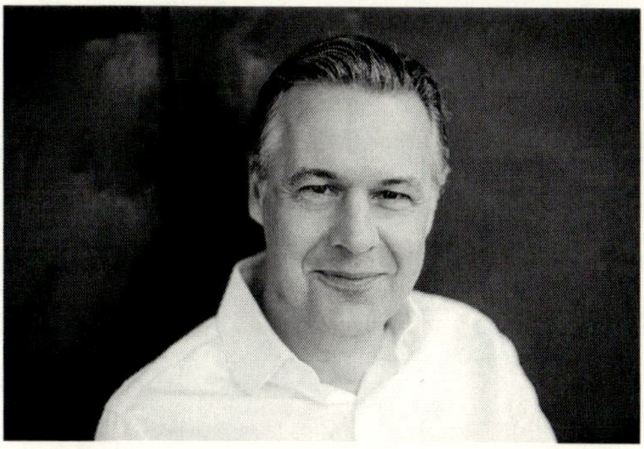

Foto dell'autore: © Katja Kuhl

KLAUS BERNHARDT ha lavorato per molti anni come giornalista specializzato in scienza e in medicina. Poi, due persone a lui care hanno iniziato a soffrire di ansia e gli hanno chiesto aiuto. Bernhardt si è gettato anima e corpo nella ricerca, ha seguito un percorso di specializzazione in psicoterapia e ha dato vita al metodo che porta il suo nome. A Berlino dirige uno studio di psicoterapia ed è membro dell'Accademia di Neuroscienze e Management della Formazione (AFNB) e dell'associazione Initiative Neues Lernen (INL). I suoi podcast sono seguiti da più di 350.000 persone in oltre ottanta Paesi. In Italia ha pubblicato *Liberati dall'ansia e dagli attacchi di panico* (Demetra, 2022) e *Liberati dal burnout e dalla depressione* (Giunti, 2020).

www.panikattacken-loswerden.de

Made in United States
North Haven, CT
04 November 2026

21771728R00178